Natürlich gesund mit Holunder

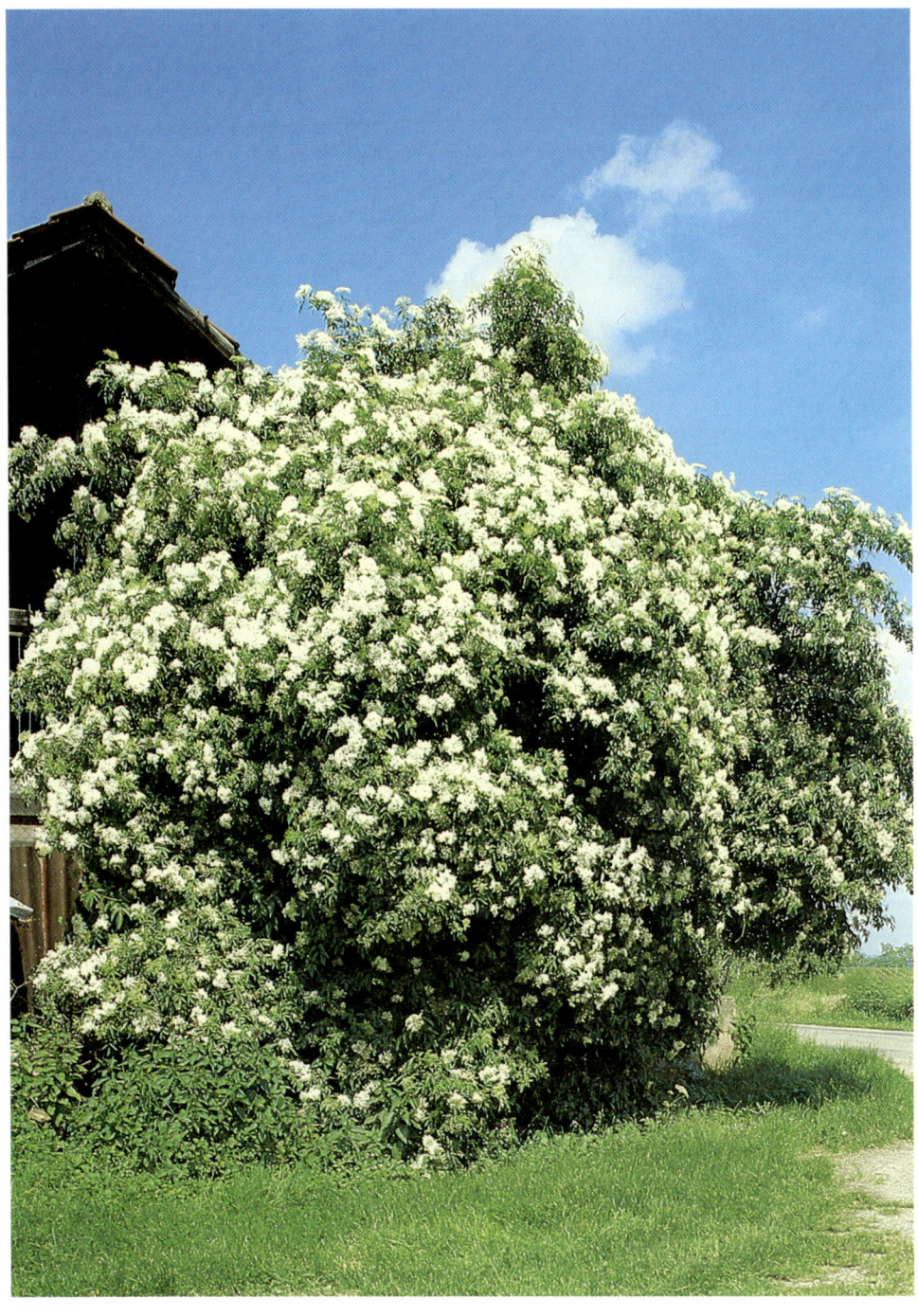

Dr. med. Hanspeter Hemgesberg

Natürlich gesund mit Holunder

Blüten, Blätter und Beeren gegen Alltagsbeschwerden

Wirkungsvoll entschlacken
Muskelschmerzen und Gelenkrheuma lindern
Erkältungskrankheiten vorbeugen
Holunder in der Küche

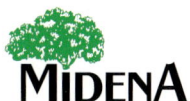

MIDENA

Der Autor:
Dr. Hanspeter Hemgesberg war Chefarzt einer großen Privatklinik und leitet seit einigen Jahren sein eigenes Zentrum für Ganzheitsmedizin und Gesundheitsökologie in Gmund am Tegernsee. Weitere Buchveröffentlichungen im Midena Verlag:
• Diagnose Krebs – was nun?

Hinweis:
Die Inhalte des vorliegenden Ratgebers sind sorgfältig recherchiert und erarbeitet. Dennoch kann aus rechtlichen Gründen weder vom Autor noch vom Verlag eine Haftung oder Gewähr übernommen werden.

Die Deutsche Bibliothek – CIP-Einheitsaufnahme

Hemgesberg, Hanspeter:
Natürlich gesund mit Holunder : Blüten, Blätter und Beeren
gegen Alltagsbeschwerden; wirkungsvoll entschlacken;
Muskelschmerzen und Gelenkrheuma lindern;
Erkältungskrankheiten vorbeugen ; Holunder in der Küche /
Hanspeter Hemgesberg.
– Augsburg : Midena, 1998
ISBN 3-310-00414-7

Midena Verlag, Augsburg
© 1998 Weltbild Verlag GmbH, Augsburg
Alle Rechte vorbehalten

Redaktion: Autoren & Management Dr. Andreas Pöllinger, München
Lektorat: Franz Leipold
Layout: Fred Butzke, Dolldorf
Fotos: Mauritius/Hackenberg, Seite 2; –/Rosenfeld, S. 93, S.108;
alle anderen: Hans Reinhard, Heiligkreuzsteinach
Umschlaggestaltung: S/L Kommunikation, Igling
Umschlagfotos: Hans Reinhard
Druck und Bindung: Offizin Andersen Nexö, Leipzig –
ein Betrieb der INTERDRUCK Graphischer Großbetrieb GmbH

Printed in Germany

ISBN 3-310-00414-7

Inhalt

7 ■ **Vorwort**

9 ■ **Die Wurzeln des Holunders:**
Geschichte und Botanik
10 ■ Nomen est omen
11 ■ Eine große Familie
17 ■ Kleine Botanikfibel
23 ■ Gesund von der Wurzel bis zur Blüte
28 ■ Mythologie, Aberglaube und Weisheit
30 ■ Hexenküche oder Volksheilkunde
32 ■ 2000 Jahre und nur wenig weiter ...

37 ■ **Holunder in der Ganzheitsmedizin**
37 ■ Holunder als Droge
38 ■ Naturheilkunde
38 ■ Phytotherapie
40 ■ Homöopathie
43 ■ Kneipptherapie
45 ■ Wem vertraue ich mich an?

46 ■ **Inhaltsstoffe des Holunders:**
wirkungsvolles Zusammenspiel
47 ■ Ätherisches Öl
48 ■ Sambunigrin
48 ■ Fettsäuren
49 ■ Farbstoffe
49 ■ Pflanzensäuren
49 ■ Glykoside
50 ■ Vitamine
54 ■ Kalium
54 ■ Kalzium
55 ■ Phosphor
56 ■ Gerbstoffe

57 ■ Holunder – ein Kraut für viele Fälle
58 ■ Naturheilkundliche Aufbereitungsarten
61 ■ Welche Kräfte stecken im Holunder?

**64 ■ Holunder für die Gesundheit:
Indikationen und Anwendung**
64 ■ Holunder in der homöopathischen Behandlung
67 ■ Holunder in der Phytotherapie

75 ■ Rezepte für Leib und Seele
75 ■ Teemischungen gegen verschiedene Beschwerden
84 ■ Erste Hilfe mit Holunder
85 ■ Kosmetik und Ästhetik
88 ■ Kaltschalen, Suppen, Snacks und Nachspeisen
98 ■ Das schmeckt nicht nur zum Frühstück
102 ■ Schmackhafte Zutaten zum gesunden Kochen
105 ■ Rezepte für erfrischende Getränke

111 ■ Glossar

112 ■ Sachregister

Vorwort

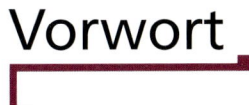

Haben Sie auch noch den Geschmack heißer Holundersuppe mit Grießklößchen auf der Zunge, wenn Sie an die Kindheit denken? Oder wurden Sie Holunderfan über selbstgebrauten Hollersekt? Vollstes Verständnis – doch was wissen Sie noch über diese Pflanze?

Wenn Sie ein typischer Stadtbewohner unserer Zeit sind, wahrscheinlich viel zu wenig. Auf dem Land, da mag es noch bekannt sein, daß man keine Wiege aus Holunderholz zimmern oder das Kaminfeuer nicht mit Hollerscheiten auflodern lassen darf. Oder sind Sie sich ganz sicher, daß in dem buschigen Strauch nicht doch der Geist einer weisen Kräuterhexe lebt? Der schwarze Saft der Holunderfrüchte kann einen schon an Hexenblut denken lassen, und belächeln sollte man die alten Sagen allemal nicht, steckt doch in ihnen die tiefe Wahrheit, daß dieser schöne Strauch mit seinen schwarzen oder roten Fruchtdolden ganz erstaunliche Kräfte besitzt.

Gehen Sie mal mit offenen Augen über Land oder an kleinen Vorstadtgärten vorbei – bestimmt begegnet Ihnen der Holunder immer wieder. Denn Hexen und Geister hin oder her, die Menschen wußten früher sehr wohl, daß sie mit einem Holunderbusch die reinste Hausapotheke im Garten hatten. Kräuterweiblein und Großmutters gesunder Hausverstand kannten die wohltuende und lindernde Wirkung, die ein Beerenmus, auch ein heißer Blüten- oder Fruchttee bringen kann. Ein Aufguß für das Bauchgrimmen des Vaters, ein Umschlag auf die geschwollenen Beine der Ahnin, ein Gläschen Wein gegen die „Schmerzen der Frauen" – es sind erprobte Heilmethoden, die von Generation zu Generation weitergegeben wurden.

Daß auch schon ein Herr namens Hippokrates die Heilkraft des Holunders hervorhob, das wußte das Volk sicher nicht, und es interessierte auch herzlich wenig.

Erst wir, die wir diese Verbundenheit mit der Natur verloren haben und an nichts mehr glauben, was unser Verstand nicht begreift und wissenschaftliche Analytik nicht bestätigt – wir haben es nötig, uns des griechischen Philosophen und Heilkundigen zu erinnern. 2000 Jahre Erfahrung mit den Heilkräften der Pflanzen kann man getrost den „Beweisen" der Schulmedizin entgegenstellen. Eine Medizin, die sich wieder auf das faszinierende Räderwerk des menschlichen Organismus besinnt, in dem kein Baustein sinnloses Beiwerk ist, kann nicht leugnen, daß die Natur dem Menschen im Grunde einen umfassenden Medizinschrank zur Verfügung gestellt hat und stellt.

Selbst wenn wir das Kräftespiel der Pflanzen noch nicht bis ins Letzte durchschauen, wir erfahren heute wieder neu, daß ein harmloses Kraut oft die gleiche, wenn nicht gar bessere Hilfe bietet als chemische Arzneimittel und apparative Medizin. Pflanzenheilkunde will immer auch die Selbstheilungskräfte des Körpers stärken. Ein Holundergetränk bewirkt durchaus auch spontan Linderung und Wohlgefühl.

Aber der zentrale Punkt ist, daß der Holunder den Organismus eben nicht nur punktuell kuriert, sondern ihn in seiner Gesamtheit wieder auf die eigenen Beine stellt. Wie ihm dies gelingt, mit welchen substantiellen Mitstreitern, in welchem kulinarischen oder pharmazeutischen Gewande – dies wird Ihnen dieses Buch näherbringen.

Dieser Ratgeber will Ihnen ein informatives wie auch „erfreuliches" Lesebuch sein. Nicht auf jeder Seite werden Sie das Wort Holunder finden, aber bestimmt viele naturheilkundliche und auch schulmedizinische Aspekte, die Ihnen den guten Geist des Holunders etwas verständlicher machen werden.

Auch wenn wir heute vielleicht nicht mehr eine „holde" altnordische Göttin oder eine schrumpelige Hexe im Holunderstrauch vermuten und sie mit einer tiefen Verbeugung um Wohlwollen bitten, verneigen können wir uns ruhig noch immer vor dem Holler und seinen Heilkräften ...

Gmund, im Frühjahr 1998
Hanspeter Hemgesberg

Die Wurzeln des Holunders: Geschichte und Botanik

In diesem ersten Teil des Ratgebers finden Sie nicht nur die „botanischen", sondern auch die mythologischen und semantischen Wurzeln des Holunders. Was haben die beiden letzten Punkte mit einem heilkundlichen Ratgeber zu tun? Mit einem Wort: Viel!

Die Naturheilkunde ist, wie im zweiten Teil des Buches noch ausführlich beschrieben wird, eine auf den gesamten Organismus ausgerichtete Medizin. Und so handelt es sich auch keineswegs um den berühmten Placeboeffekt, wenn man davon ausgeht, daß ein „Kraut" seine heilende Kraft desto besser entfalten kann, je mehr wir mit seiner Wirkungsweise vertraut sind. Nicht der Glaube versetzt hier die Berge, sondern Vertrauen öffnet die seelischen Barrieren, die wir oft unbewußt gegen eine „Medizin" aufbauen – und die somit die Selbstheilungskräfte unseres Organismus blockieren.

Schon die Namensgebung und vor allem die vielen Sagen, die sich um den Holunder ranken, beweisen, welche Bedeutung der Holunder früher für die Menschen hatte. Die erneute Zuwendung – gerade während der letzten Jahrzehnte – zur Naturheilkunde greift einerseits auf uralten Erfahrungsschatz zurück, ist andererseits aber auch ein wirklicher Fortschritt in dem Sinne, daß wir heute endlich dahin kommen, die Chancen schulmedizinischer Forschung, Technik und Entwicklung mit den altbewährten und neuverstandenen Kräften der Natur sinnvoll zu kombinieren. Lassen Sie sich also auf die Wahrheit hinter der Sagenwelt ein ...

Die Chancen der Medizin liegen in einer sinnvollen Kombination von schulmedizinischer Forschung und altbewährtem Wissen aus der Naturheilkunde.

Nomen est omen

Das Wort Holunder findet seine Wurzeln im altdeutschen „Holuntar". Dieser Ausdruck beschreibt den **Baum der Holla**, der Beschützerin von Haus und Hof, aus der später dann die uns bekannte Frau Holle wurde.

Zum Teil nehmen die vielen Namen, unter denen der Holunder im deutschsprachigen Raum bekannt ist, auch direkten Bezug auf die heilende Wirkung seiner Blüten und Beeren:

Der Volksmund hat für den Holunder eine Vielzahl von Bezeichnungen.

- „Kelke" oder „Keilkebeerenbaum" erinnert beispielsweise an die lindernde Wirkung der Beeren bei Koliken.
- „Schwitzbaum" spricht die wohl bekannteste Auswirkung einer Hollerkur an.
- Die Namen „Kisse" oder „Kisseke" sind Verkleinerungsformen von Kirsche.
- An den starken Geruch der Blüten erinnert der Volksmund mit der häufig benutzten, jedoch verwirrenden Bezeichnung „Flieder" – zumal der Geruch der Holunderblüten keineswegs so gut wie der des echten Flieders ist; „Stinkbaum" trifft es da schon besser.
- „Markbaum" spielt auf das klar abgegrenzte und leicht herauszulösende Mark des Holzes an; Flöten und Blasrohre aus Holunderzweigen sind für viele eine herrliche Kindheitserinnerung.

Weitere teilweise beziehungsvolle Synonyme im deutschsprachigen Raum lauten: Hollerbusch, Holderbusch, Fliederbusch, Aalhornblüten, Achenstaudenblüten, Alhorn, Backholderblüten, Betscheltee, Elhorn, Eller, Holderknopf, Keilken, Kelken, Helderblüten, Hulertrauben, Musflieder, Reckholder, Kissekenbaum, Marterblume, Schwarzholder, Pisseke, Husholder, Flier, Zibke oder Zickenblüten.

In Schottland heißt der Holunder „bore tree". „To bore" wird mit „bohren" übersetzt. Dieser Name bezeichnet die Eigenschaft des im Holunder enthaltenen Marks, welches sich leicht herausbohren läßt.

Der **wissenschaftliche Gattungsname** der Holunderarten lautet *Sambucus L.*; er ist vermutlich von dem griechischen Wort

„Sambux" abgeleitet und bezeichnet den Farbstoff in den Holunderbeeren. Der Schwarze Holunder *(Sambucus niger)* erhielt seinen Beinamen von den fast schwarzen Beerenfrüchten und ist die medizinische und kulinarische Nummer eins der Holunder-arten. Doch es gibt noch weitere Holunderarten, die mit ganz speziellen Heilkräften ausgestattet sind.

Beachten Sie

Wegen seiner Ähnlichkeit kann der Holunderbusch leicht mit dem Gemeinen Flieder *(Syringa vulgaris)* oder dem Schmet-terlingsstrauch oder Sommerflieder *(Buddleja davidii)* ver-wechselt werden.

Eine große Familie

Der Holunder gehört zur Familie der Geißblattgewächse (Capri-foliaceae), die verschiedene Pflanzengattungen beinhaltet, unter anderem die Rote Heckenkirsche *(Lonicera xylosteum)*, den Wolli-gen Schneeball *(Viburnum lantana)*, den Gemeinen Schneeball *(Viburnum opulus)* und das Waldgeißblatt *(Lonicera periclymenum)*.

Zur Gattung *Sambucus L.* gehören wiederum 21 verschiedene Holunderarten. Die bekanntesten und medizinisch wichtigen finden sie im Anschluß ausführlich vorgestellt.

Schwarzer Holunder

Wenn wir von Holunder sprechen, denken wir in der Regel an den Schwarzen Holunder *(Sambucus niger)*. Er ist nicht nur die in unseren Breitengraden häufigste, sondern auch neben dem Zwergholunder die medizinisch bedeutsamste Holunderart. Kaum ein alter Garten oder Bauernhof, wo nicht ein Holler-strauch stünde. Und ein Spaziergang – selbst im Stadtpark oder am kanalisierten Flußufer – gibt immer die Möglichkeit, ein paar Blüten- oder Fruchtdolden zu pflücken.

Der schwarze Holunder ist in Deutschland weit verbreitet.

Der Holunder ist eine besonders überlebensfähige Pflanze. Wer die Kriegszeiten erlebt hat, weiß, daß der Holunder selbst unter Schutt und Asche begraben noch überlebte; oft war er das erste

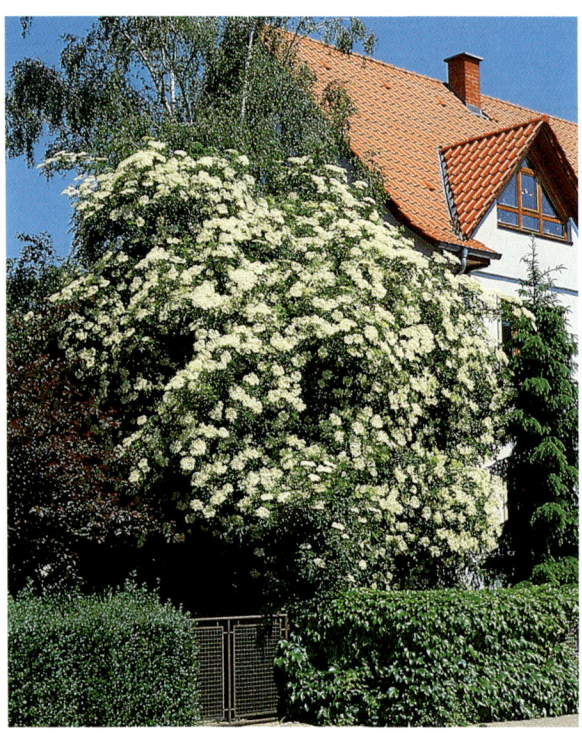

Der Schwarze Holunder wächst buschig und sehr schnell.

Grün, das in den verwüsteten Vorgärten wieder ans Licht kam.

Der Schwarze Holunder besitzt einen strauchigen bis baumförmigen Wuchs und kann eine Höhe von 7 bis 9 Metern erreichen. Typisch für ihn ist, daß er dazu neigt, sich niedrig über dem Boden zu verzweigen und in einer buschig wirkenden, fast kugelartigen Form zu wachsen. Ebenfalls typisch für den Holunderbaum sind seine Schnellwüchsigkeit und seine flachen Wurzeln. Die Rinde des Stammes ist warzig, hat wie auch die älteren Zweige eine graubraune Farbe und weist zahlreiche graue Punkte, die sogenannten Rindenporen (Lentizellen) auf. Die Zweige enthalten ein weiches, weißes Mark, das vor allem aus den dürren Wasserreisern gewonnen wird. Dieses Mark zählt zum Handwerkszeug der Botaniker: Pflanzliche Objekte, die mit der Hand geschnitten werden müssen, um sie anschließend mikroskopisch untersuchen zu können, werden zwischen Holundermarkstücke gelegt, damit eine gute Schnittführung gewährleistet ist.

Die Blätter des Holunders sind gegenständig und unpaarig gefiedert. Die Blüten duften stark und stehen in doldenartigen Blütenständen, die in der Fachsprache auch als Trugdolden bezeichnet werden. Sie sind kurz- oder ungestielt und haben einen Durchmesser von ca. 5 Millimetern. Die Farbe der Blütenstiele ist grün-gelb. Jede dieser Trugdolden hat fünf Hauptäste. Die fünf weißen bis gelblichen, verwachsenen Kronenblätter umschließen fünf Staubblätter und den dreifächrigen, unterständigen Fruchtknoten, aus dem sich später im Jahr dann blauschwarze, saftige Beeren entwickeln. Der Kelch zeigt eine grüne bis grünbraune Farbe, die Zipfel der Kelchblätter haben eine dreieckige Form.

Die Beeren schmecken herb und sauer. Betrachtet man ihre chemische Zusammensetzung, stellt man fest, daß sie zu 80% aus Wasser, zu 4 bis 5% aus Zucker, zu 2,5% aus Stickstoffsubstanz, zu 0,6% aus Asche und zu ca. 9% aus Rohfaser bestehen. Im westlichen Böhmen wurden alle Beeren, die ungenießbar oder wertlos sind, mit der Vorsilbe „Hund" versehen, so auch beim Schwarzen Holunder, dessen Früchte dort Hundsbeeren genannt wurden und oft noch werden. Schon im antiken Rom wurde der dunkelrote Saft der Holunderbeeren auch zum Färben von Stoffen verwendet.

Zwergholunder

Das vor allem in der Tee- und Kräuterabteilung gebräuchliche Synonym dieses an Waldlichtungen, Böschungen und auf Schuttplätzen wachsenden „Unkrauts" ist **Attich**, aber auch als Eppich, Ackerholler und auf Grund seines starken Geruchs als Stinkholunder ist der Zwergholunder *(Sambucus ebulus)* bekannt. Das Wort Attich wurde vermutlich von dem griechischen Wort für Holunder „acte" abgeleitet. In England ist die Pflanze unter den Namen „Danewort" oder „dwarf elder" bekannt. Der Attich ist kein Holzgewächs, sondern eine krautige, hochwüchsige Staude.

In der Heilkunde werden die weißlichen Wurzeln und die Blüten verwendet. Die Blüten werden getrocknet und sind zum Beispiel Hauptbestandteil des Kneipp-Tees. Um Läuse, Wanzen oder Mäuse loszuwerden, stellte man früher in jedes Zimmer eines Bauernhofes einen Strauß Zwerghollerblüten. Durch den Duft der Blüten wurden die ungeladenen Gäste auf ganz natürliche Art und Weise vertrieben.

Tip

Während des Trockenvorgangs wechseln die Blüten ihre Farbe und werden schwarz. Bewahren Sie die getrocknete Ware maximal drei Jahre auf.

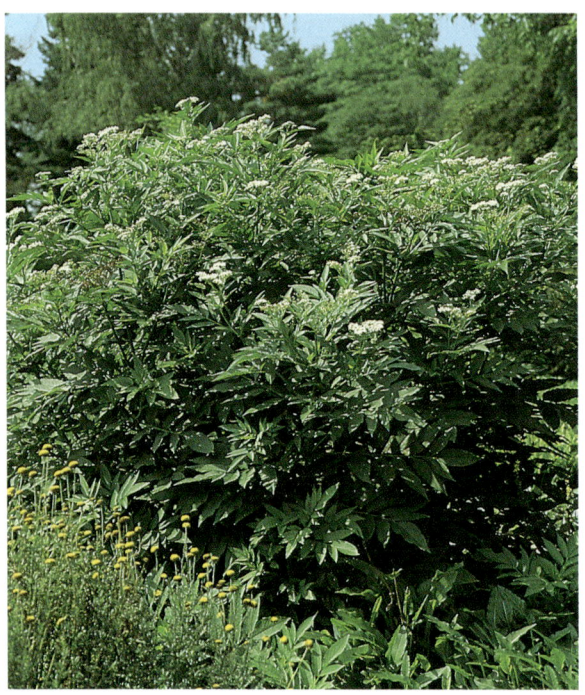

Den Zwerg-holunder findet man häufig an Waldrändern.

Die Beeren des Attich sind ungenießbar. Sie sind leicht giftig und können nach dem Verzehr Durchfall und Erbrechen hervorrufen. Im Gegensatz zu den Beeren des Schwarzen Holunders sind die ebenfalls schwarzen Attichbeeren etwas größer und besitzen eine festere Konsistenz.

Mischt man Attichbeeren unter Schwarzen Holunder, reichen die schwach giftigen Anteile des Attich, um Saft oder Droge ungenießbar zu machen. Im Sinne des Lebensmittelgesetzes gilt eine solche Mischung sogar als gesundheitsschädlich.

Der Name „Stinkholunder" leitet sich von dem sehr eigentümlichen starken Geruch der Früchte ab, die süßlich-herb schmecken. Die Blüten verströmen ebenfalls einen unangenehmen Geruch, blühen weiß-purpurn und zeigen rote Staubbeutel. Im trockenen Zustand ist der recht eigene Geruch nicht mehr ganz so penetrant.

Tip für Vogelfreunde

Rückstände, die bei der Holundersaftherstellung entstehen, sollten nicht achtlos weggeschmissen werden. Sie geben ein von den Vögeln sehr begehrtes Futter ab. Sollten Sie Hühner halten, geben Sie Ihren nützlichen Hofgenossen ruhig auch von dieser Köstlichkeit – sie werden es Ihnen mit besonders guten Eiern danken!

Roter Holunder

Ein weiteres Mitglied der artenreichen Holundergattung ist der Rote Holunder oder Traubenholunder *(Sambucus racemosa)*, der im Volksmund auch unter den Namen Roter Holler, Hirschholler, Wandelbaum, Kelken, Schaloster, Refken, Bergholunder, Hirschholunder oder Bergholler bekannt ist.

Der lateinische Name gibt bereits Auskunft über die Form des Fruchtstandes: „*racemosa*" bedeutet traubig, und entsprechend ist auch die Form der Blütenrispen. Die Blüten des Roten Holunders sind gelblich.

Ganz anders als der Schwarze Holunder, der ein Kulturfolger ist, sucht der Rote Holunder die unberührte Natur fernab von menschlicher Besiedlung. Bevorzugt trifft man ihn im Mittelgebirgsraum an. Mitte Juli taucht er die Waldränder dort mit seinen Beeren in ein weithin leuchtendes Rot. Ein unvergeßlich schöner Anblick, der sicherlich schon viele Maler und Fotografen zu neuen Bildern inspiriert hat!

Prächtig leuchten die Beeren des Roten Holunders.

Die Beeren schmecken in verarbeitetem Zustand herb bis sauer. Sie lassen sich hervorragend zu Marmelade oder Gelee verarbeiten. Der Saft des Roten Holunders läßt sich besonders gut mit Rhabarber- oder Birnensaft mischen.

Beachten Sie

Das im Fruchtfleisch enthaltene ätherische Öl ist – um jegliche Bedenken auszuräumen – völlig unschädlich!

Der Rote Holunder hat sich in der Küche einen festen Platz erobert; als Droge ist er jedoch mit einer gewissen Vorsicht zu genießen. Neben dem Schwarzen ist der Rote Holunder die in Deutschland am häufigsten vorkommende Art.

Kanadischer Holunder

Ein weiterer Verwandter ist der Kanadische Holunder *(Sambucus canadensis)*. In England und Amerika ist die Pflanze unter dem Namen American elder, black elder, Canadian elder, common elder, elder oder sweet elder bekannt. In Italien heißt das Gewächs Sambuco di Canada, in Spanien Sauco de Canada und in Frankreich Sureau de Canada.

Bei dieser Pflanze handelt es sich um einen zwei bis drei Meter hohen Strauch mit hängenden Ästen. Seine Blätter sind drei- bis fünfjochig gefiedert und laufen spitz zu.

Die ursprüngliche Heimat dieser Holunderart ist Nordamerika. Dort wächst sie entlang der Zäune oder ist Bestandteil einer Hecke. Aber auch in Europa trifft man oft auf diese Pflanze, die hier vor allem gerne in Gärten angepflanzt wird.

Holunder-Schwamm

Auf sehr alten Holunderstämmen kann man manchmal eine Besonderheit entdecken. Hier hat sich der Holunder-Schwamm *(Exidia auricula judae)*, im Volksmund auch Hollerschwamm oder Judasohr genannt, angesiedelt. Auffällig ist in der Tat seine ohrmuschelartige Form. Er zählt zu den Basidien-Pilzen. Von diesem Pilz wird während der gesamten Vegetationsperiode der Fruchtkörper *(Fungus sambuci* oder *Fungus auriculae judae)* gesammelt. Dieser ist reich an Barosin, Fetten und Mikose.

Entzündete Augen werden mit Hollerschwamm behandelt.

In der Volksheilkunde gilt der Hollerschwamm als probates Heilmittel bei schmerzenden, ermüdeten und entzündeten Augen. Man legt einen gründlich gereinigten und aufgeweichten Holunder-Schwamm auf die geschlossenen Augen.

Zum Schluß noch ein Scheinverwandter:

Chinesischer Holunder

Obwohl es der Name vermuten läßt, gehört der Chinesische Holunder oder Zedrachbaum *(Melia azedarach)* nicht zur Gattung des Holunders. Dieses Ziergehölz ist in den Subtropen verbreitet und kommt in Südeuropa häufig in kultivierter Form vor.

Während der Blütezeit bildet der Chinesische Holunder lilafarbene Blüten. Die Blätter sind mehrfach gefiedert und zeigen unregelmäßig eingeschnittene, zarte Fiedern. Das Holz ist leicht rötlich und wird für den Instrumentenbau benutzt. Das zwar nicht ganz harte, dafür aber zähe Holz dieses Namensvetters des echten Holunders wird auch heute noch in vielen Werkstätten von Drechslern und Holzschnitzern verwendet.

Kleine Botanikfibel

Blütezeit

Der Holunder blüht in unseren Breitengraden von Mai bis Juli. Die Blütendolden sind etwas mehr als Hand- bis Dessertteller groß, zeigen die Form eines kleinen flachen Schirmchens und öffnen sich erst vollständig im Juni. Dadurch können sie so gut wie nie erfrieren.

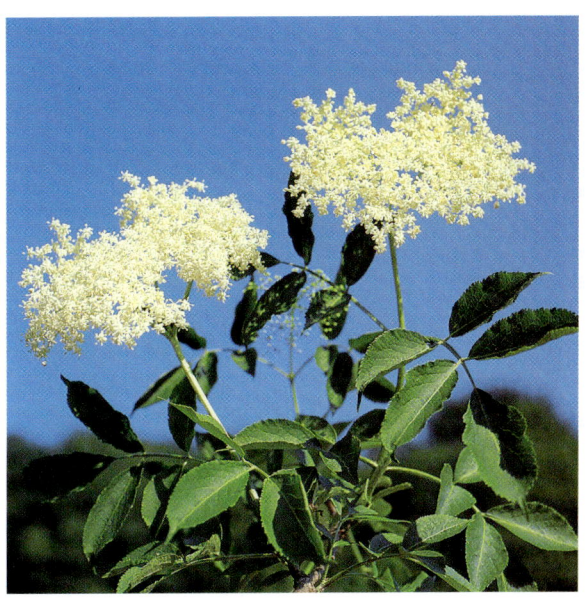

Die Blüten duften stark bis aufdringlich. Sie sind nektarlos und haben einen aus drei bis fünf Fruchtblättern zusammengesetzten Fruchtknoten. Aus diesen Blüten entwickeln sich dann ab August bis in den Herbst hinein die glänzend schwarzen bis violett-schwarzen, saftigen, mehrsamigen Beeren. Starker Regen während der Blütezeit schadet den Blütenständen. Unmengen einzelner weißer Blüten rieseln dann zum Boden herab.

Der Holunder blüht in unseren Breiten von Mai bis Juli.

Standort

Der Holunder ist meist überall dort anzutreffen, wo sich Menschen angesiedelt haben. Die im Garten wachsende Pflanze unterscheidet sich nicht von der, die in der freien Natur zu finden ist. Daher kann der Holunder nicht genau zugeordnet werden und gilt sowohl als Wild- wie auch als Kulturpflanze.

Was seinen Standort angeht, ist der Holunder sehr genügsam. Kalkböden meidet er, dafür liebt er stickstoffreiche, feuchte, humose Böden, egal ob mit oder ohne Sonnenbestrahlung. Genausogut gedeiht er auf feuchtem Waldboden. Zu große Feuchtigkeit allerdings gefällt ihm nicht. Holunder ist auch an steinigen, buschigen Stellen und an Flüssen, in Schluchten und an Hohlwegen zu finden. Im Mittelgebirge ist der Traubenholunder heimisch.

Sehr hübsch sieht im Garten eine mit anderen Heckenpflanzen gemischte Holunderhecke aus. Neben dem schönen Anblick bieten Sie damit zahlreichen Vögeln Unterschlupf und leckere Nahrung (Holunderbeeren!).

Tip

Wenn Sie einen Holunderbaum in Ihren Garten pflanzen möchten, dann sollten Sie sich in einer Gärtnerei eine Sorte mit besonders guter Beerenqualität aussuchen.

Forschungen haben ergeben, daß der Holunder relativ unempfindlich gegen Luftverschmutzung ist. Diese Erkenntnis haben sich Stadtgärtner zunutze gemacht, die den genügsamen Baum gerne an belebten Straßen pflanzen. Hier ist er nicht nur ein optischer Lichtblick, sondern kann auch gleichzeitig zur Luftverbesserung beitragen.

Züchtungen

Da der Bedarf an den Blüten und Beeren der Holundersträucher ständig wuchs und die in der Natur vorkommenden Pflanzen die anfallenden Mengen, zum Beispiel in der Arzneimittelherstellung, nicht mehr abdecken konnten, fing man an, aus Holunderwildformen neue Pflanzen zu kultivieren.

Dabei wurden die Zuchtziele klar definiert: Es sollte u.a. eine Vergrößerung der Fruchtdolde und eine Vorverlegung der Erntezeit erreicht werden, um die weiterverarbeitende Industrie besser auszulasten.

> **Tip**
>
> Wenn Sie eine dieser gezüchteten Sorten in Ihrem Garten anpflanzen möchten, sollten Sie sich in einer gut sortierten Baumschule umsehen oder in einem Pflanzenkatalog danach suchen.

Die Sorte Haschberg

1965 entstand in Österreich die Sorte Haschberg, die sich durch eine sehr geringe Anfälligkeit gegenüber Krankheiten und Schädlingen auszeichnet.

Haschberg wird ca. zwei Meter hoch. Da diese Sorte erst Anfang Juni blüht, muß bei der Blütenernte keine Beeinträchtigung durch Spätfrost befürchtet werden. Große Ernteerträge sind Ihnen sicher, da Regen den Blüten so gut wie gar nicht schaden kann.

Ältere Holunderbüsche und -bäume sind ein begehrter Nistplatz für viele Vogelarten.

Die Sorte Donau

Diese Züchtung, ebenfalls 1965 in Österreich gelungen, zeichnet sich durch wenige, dafür aber sehr große Blüten aus. Die Blätter sind ebenfalls groß und glänzen sattgrün. Erwähnenswert ist bei dieser Sorte noch der hohe Anteil an Mark in den Zweigen.

Die Sorte Prägarten

Für diese Sorte sollten Sie sich entscheiden, wenn Sie zugige Ecken in Ihrem Garten verriegeln wollen, denn sie hat einen starken Wuchs.

Die Sorte Hamburg

Diese Kultivierung, die in Züchterkreisen auch unter dem Namen „Schwarzer Diamant" bekannt ist, macht ihrem Namen alle Ehre, denn sie trägt sehr große Beeren, die überdurchschnittlich viel Saft enthalten. Norddeutschland und Österreich sind in Westeuropa die Hauptanbaugebiete des kultivierten Holunders.

Die Sorte Sambu

Die Sambu, eine Züchtung aus dem Jahr 1977, ist vor allem für ihren ausgezeichnet schmeckenden Saft bekannt.

Die Sorte Riese von Voßloch

Diese sehr pflegeleichte Zuchtart besticht durch besonders große Beeren. Immerhin bringen die einzelnen Beerendolden pro Stück bis zu 200 Gramm auf die Waage. Kein Wunder also, daß diese Holundersorte bevorzugt angebaut wird.

Ein weiterer Vorteil liegt in der gleichmäßigen Reifung. Wenn Sie diese Holundersorte in Ihrem Garten anpflanzen, können Sie sich auf eine reichliche Beerenernte freuen. Der Riese von Voßloch soll, so versprechen die Züchter, doppelt so viel Beeren wie der wild wachsende Holunder liefern.

Vorkommen und Exportländer

Der Schwarze Holunder ist in ganz Europa zu Hause. Seine nördliche Vegetationsgrenze verläuft auf der Höhe von Südschweden bis hinüber nach Litauen, aber auch in Australien, Südamerika, Nordafrika sowie West- und Mittelasien ist der Holunder beheimatet.

Hauptlieferanten für die getrockneten Blüten sind heute Rußland, die Länder des ehemaligen Jugoslawiens, Bulgarien, Ungarn und Rumänien. Die Pflanze wächst hier, so beschreiben die meist sehr engagierten und auch in der Anwendung der Droge beschlagenen Kräuterhändler, noch unter optimalen natürlichen Bedingungen.

Anbau

Der Holunder ist eine nützliche Zierde für jeden Garten und dazu nicht anspruchsvoll. Die beste Pflanzzeit ist im Frühjahr oder Herbst. Die einzelnen Jungsträucher sollte man möglichst gleich in einem Abstand von ca. fünf Metern einpflanzen, da der Holunder sehr schnellwüchsig ist. Im Norden oder im Nordwesten gelegene Haus- und Mauerecken sind bevorzugte Standorte des Holunderbaumes.

Außerdem empfiehlt es sich, etwas feuchten Torfmull um den Stock anzuhäufeln, damit ein Austrocknen der Wurzeln verhindert wird.

Die Kinder auf den Dörfern fertigten sich früher aus dem Holunderbaum ihr eigenes Spielzeug (auf bayrisch „a Hollabix"). Mit dieser Holunderbüchse, einem aus einem Stück ausgehöhl-

Denken Sie bei der Anpflanzung daran, daß der Holunder schnell wächst und viel Platz benötigt.

ten Holunderholz gefertigten Blasrohr, konnte man wunderbar Spatzen und auch Zweibeiner erschrecken!

Wählen Sie auf jeden Fall eine Stelle aus, an der die jungen Pflänzchen nicht der prallen Sonne ausgesetzt sind. Auch gegen starken Wind kann sich der junge Strauch noch nicht wehren, da die Wurzeln des Holunders sehr flach unter der Erde verlaufen; binden Sie einfach die Jungpflanze an einen Holzstock, den Sie fest in den Boden schlagen.

Vermehrung

So anspruchslos die Pflanze in Anbau und Pflege ist, so unkompliziert erfolgt auch ihre Vermehrung: Die Holunderbeeren enthalten Samen, die man einfach nur in frische, humose und leicht feuchte Erde steckt. Man kann den Baum aber auch durch Steckholz vermehren. In der freien Natur erfolgt die Vermehrung aufgrund der Bestäubung durch Käfer. Der Holunder gehört der Gruppe der Käferblumen an. Diese Pflanzengruppe wird von mehr als 17 verschiedenen Käferarten besucht. Alle diese Käfer haben einen hoch entwickelten Geruchssinn und werden daher von dem starken Duft der Holunderblüte angezogen.

Pflege

Vielleicht mag es an der völlig unkomplizierten Art liegen, daß sich der Holunder zu einer derart beliebten Pflanze entwickelt hat. Er stellt uns seine Blüten, seine Früchte und sein Holz zur Verfügung, wobei wir mit ihm keinerlei Mühe und fast keine Arbeit haben. Wächst der Holunder im Garten, sollten Sie lediglich nach der Ernte die alten Zweige abschneiden.

Um einen schönen Wuchs zu erzielen, müssen alle Wildtriebe, das heißt die Triebe, die unten aus dem Stamm oder direkt aus dem Boden wachsen, mit einer Baumschere entfernt werden. Die beste Zeit für einen neuen Schnitt ist der Winter.

Ab und zu hat der Holunder eine Düngung, zum Beispiel mit Kompost verdient. Wenn Sie Ihrem Gartengenossen etwas besonders Gutes tun wollen, verwöhnen Sie ihn doch mit einer Mulche. Unter diesem Begriff versteht man das Bedecken des Bodens mit organischem oder anorganischem Material, wie zum Beispiel abgeschnittenes Gras oder gehäckselte Baumrinde.

Vorsicht

> Um den Holunder herum darf nicht gegraben werden, sonst könnten Sie die flachen Wurzeln verletzen!

Wer einen Komposthaufen im Garten angelegt hat, kann sich die Vorzüge des vielseitigen Holunders zunutze machen. Zu diesem Zweck werden zwischen die einzelnen Schichten des Komposthaufens Holunderblätter gelegt. Das beschleunigt den Verrottungsvorgang!

Pflanzenschutz

Leider hat der Holunder nicht nur Freunde, sondern auch Feinde; dazu gehören Wühlmäuse, Viruskrankheiten und Holunderblattläuse. Gerade Pflanzen, die in windarmen Gegenden und in Gebieten mit etwas niedrigerer Luftfeuchtigkeit wachsen, sind gefährdet. Die Bekämpfung dieser natürlichen Feinde sollte auf jeden Fall auf natürliche Art und Weise erfolgen.

Wühlmäuse: Gegen Wühlmäuse hält der Holunderbaum selbst ein probates Mittel bereit, das die ungebetenen kleinen Vierbeiner erfolgreich vertreibt. Vermischen Sie junge, frisch geerntete Holunderblätter mit frischen grünen Brennesselblättern. Setzen Sie das Ganze mit Wasser an und lassen Sie es ca. fünf Minuten köcheln. Anschließend lassen Sie es einige Tage vergären, dann seihen Sie ab. Nun gießen Sie die zugegebenermaßen nicht besonders gut duftende Jauche in die Gänge der Wühlmäuse. Sie können sicher sein, daß auch diese den Geruch nicht mögen und fluchtartig ihr Revier verlassen!

Viruskrankheiten: Um Viruskrankheiten zu vermeiden, ist es empfehlenswert, zur Vermehrung nur Steckhölzer von wirklich gesunden Bäumen zu nehmen. Wer ganz auf Nummer Sicher gehen will, besorgt sich die Stecklinge in einer Gärtnerei.

Holunderblattläuse: Diese ungebetenen Gäste (wissenschaftlich: *Aphis sambuci*) werden durch die jungen Holundertriebe angelockt. Falls noch nicht der ganze Baum von Läusen befallen ist, sollten Sie die betroffenen Zweige vorsichtig ausschneiden.

Beachten Sie

Die befallenen Zweige dürfen nicht auf dem Kompost entsorgt, sondern müssen verbrannt werden!

Sind nur einige Läuse an den Zweigen, können diese mit den Fingerkuppen zerquetscht werden. Dabei sollten Sie unbedingt Handschuhe anziehen!

Ist der gesamte Baum betroffen, empfehlen sich folgende natürliche Maßnahmen: Besorgen Sie sich in einer Gärtnerei Algenkalk und bestreuen Sie die betroffenen Pflanzenteile damit oder gießen Sie die schon erwähnte Holunderjauche über die Zweige und Blätter.

Tip

Chemische Präparate sollten Sie vermeiden. Denken Sie an die Bienen, die den Holunderbaum besuchen und sich von ihm ernähren. Wenn schon Chemie verwendet wird, dann höchstens solche Insektenbekämpfungsmittel, die für Bienen unschädlich sind!

Übrigens: Ein Tee aus Holunderblättern vernichtet Blattläuse, die sich gerne auf Rosenstöcken ansiedeln.

Gesund von der Wurzel bis zur Blüte

Es gibt wohl kaum eine andere Heilpflanze, die für uns Menschen derart ergiebig ist. Verwendet werden können die Blüten, die Blätter, die Rinde, die Beeren und die Wurzel.

Blüten

Gesammelt werden die Holunderblüten (Flores sambuci) vom Frühsommer bis in den Juni hinein. Bereits im Mai können die ersten Blüten geerntet werden. Dies sollte an trockenen Tagen geschehen, da die Blüten äußerst empfindlich sind und in nassem Zustand leicht abfallen. Beste Tageszeit zum Sammeln sind die späten Vormittagsstunden, da dann der Tau verdampft ist. Das Abernten von Holundersträuchern, die an vielbefahrenen Straßen wachsen, sollten Sie sich wegen der Abgase ersparen.

Die Blüten werden zusammen mit den Blütenständen vorsichtig mit einer Gartenschere abgeschnitten und in einen Korb oder einen Stoffsack gelegt.

Tip

Plastiktüten sollten Sie nicht verwenden, da sie keine Luft an die geernteten Blüten lassen; dadurch wird die Haltbarkeit erheblich reduziert.

Um das Sammelgut zu trocknen, sollten Sie einen schattigen Platz wählen, der mit unbedrucktem Papier belegt wird. Darauf werden die Blütendolden ausgebreitet.

Wichtig

Während des Trockenvorgangs muß genügend Luft an die Blüten kommen, damit zum einen spätere Schimmelbildung vermieden und zum andern der Trockenvorgang beschleunigt wird.

Am besten trocknen die Blüten bei künstlicher Wärme bis 40 °C. Dazu wird das Backrohr auf die gewünschte Gradzahl aufgeheizt. Die Blütendolden werden auf einem Backblech verteilt und in das aufgeheizte Backrohr gegeben. Zwischen den einzelnen Blüten sollte genügend Abstand sein, außerdem müssen sie ab und zu gewendet werden. Wenn sie nämlich zu langsam trocknen, besteht die Gefahr einer unerwünschten Gelbfärbung. Diese Blüten sollten dann für die Weiterverarbeitung nicht mehr verwendet werden.

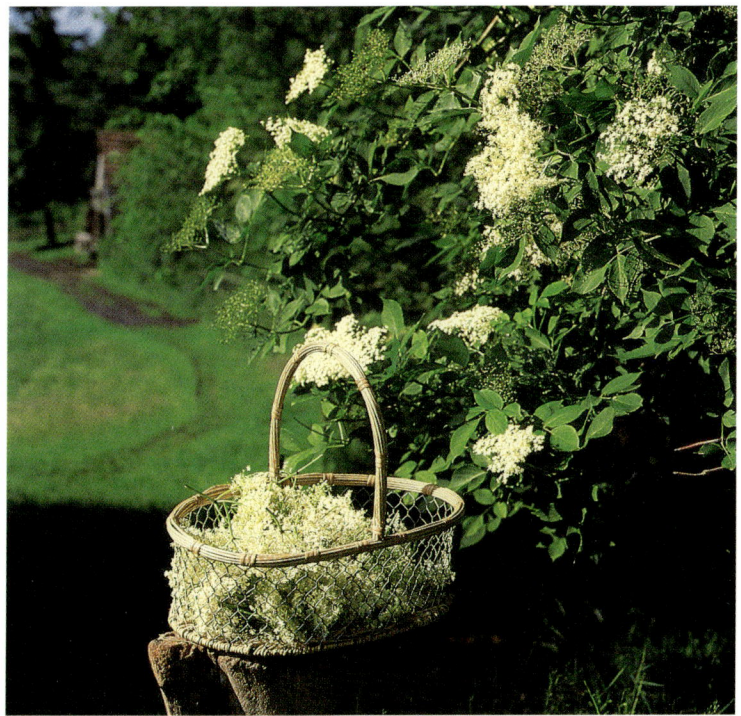

Für das Sammeln von Holunder- blüten eignet sich ein Korb am besten.

Sobald die Holunderblüten beginnen, sich leicht von den Stielen zu lösen, sind sie getrocknet. Nun reibt man sie vorsichtig durch ein Drahtsieb und trennt die Blüten von den Blütenständen. Die fachgerechte Bezeichnung lautet „gerebelte Droge". Die Blüten werden in dunklen Glasgefäßen aufbewahrt. Diese müssen gut verschlossen werden, damit das ätherische Öl der Blütendolden sich nicht verflüchtigen kann.

Blätter

Die Blätter des Hollerbaumes (Folia sambuci) werden in der Zeit von April bis Oktober geerntet. Auch diese läßt man an der Luft trocknen.

Rinde

Vor allem für die arzneiliche Aufbereitung ist die Rinde des Ho- lunders (Cortex sambuci) von Bedeutung. Sie wird im September,

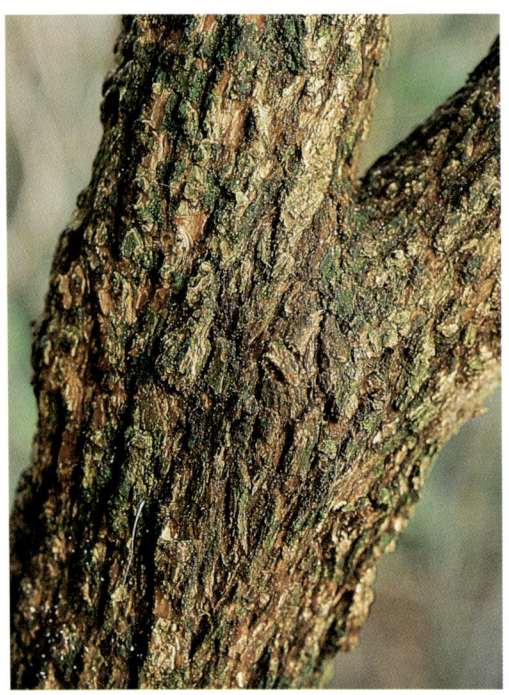

Oktober von den jungen(!) Zweigen abgeschält. Dann trocknet man sie möglichst schonend im Schatten oder bei künstlicher Hitze bis maximal 40 °C.

Früchte

Holunderbeeren sind reif, wenn sie eine blauschwarze Färbung zeigen. Die reifen Beeren werden von September bis Oktober geerntet. Es kann natürlich sein, daß Sie ab und zu Beerendolden mit einzelnen, noch grünen Beeren ernten. Doch keine Bange! Der in diesen Beeren enthaltene Giftstoff **Sambunigrin** wird durch den Erhitzungsvorgang bei der Weiterverarbeitung, zum Beispiel zu Saft, zerstört und schadet daher Ihrer Gesundheit nicht.

Die Rinde liefert Basisstoffe für die Zubereitung von Arzneimitteln.

Zur Holunderbeerenernte sollten Sie nicht die besten Stücke aus Ihrem Kleiderschrank holen. Der Beerensaft hinterläßt auf der Kleidung schwarze Flecken, die sich nur sehr schwer entfernen lassen. Selbst die Haut muß man tüchtig schrubben, um sie wieder sauber zu bekommen. Am besten tragen Sie bei der Ernte Gartenhandschuhe.

Wichtig

Holundersaft ist praktisch frei von Rohrzucker (Saccharose) und enthält einen hohen Anteil an lebenswichtigen Vitaminen, Mineralstoffen, Aminosäuren und Eiweißstoffen.

Bei der Ernte schneiden Sie die Beerendolde mit einer Gartenschere kurz vor der ersten Verzweigung ab; der eigentliche Stiel bleibt also am Strauch! Der Holunderstrauch wird nicht besonders hoch, Sie können mit der ganzen Familie zum Ernten gehen. Ein gelernter Pflücker schafft in einer Stunde ca. 40 Kilogramm Holunderbeeren!

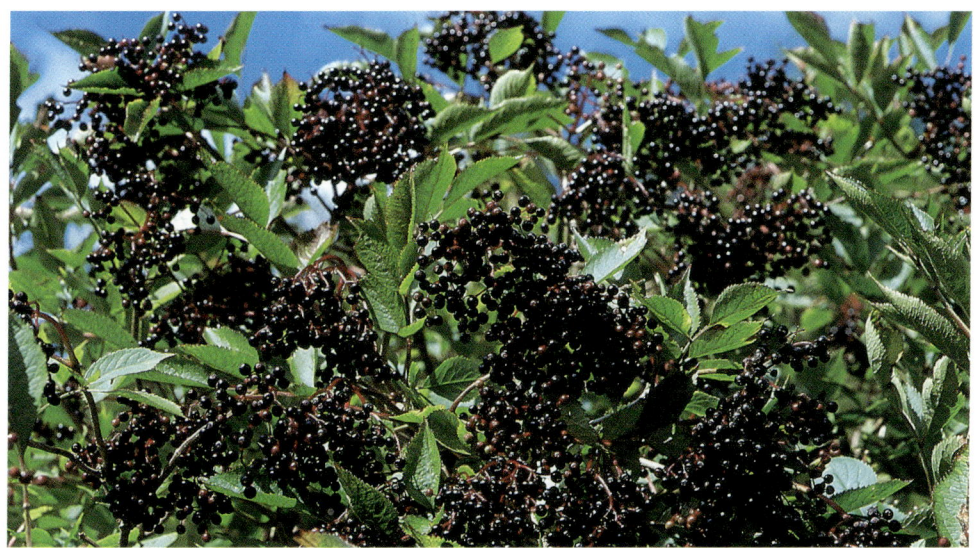

Wurzel

Wer die Wurzel des Holunderbaumes zu Heilzwecken verwenden möchte, sollte sich diese in einer naturheilkundlich orientierten Apotheke besorgen. Zu leicht kann es passieren, daß beim Wurzelernten die ganze Pflanze zerstört wird.

Selber ernten und daheim die Ausbeute weiterverarbeiten macht einfach Spaß; zumindest für den Städter ist es ja heute schon etwas Besonderes, sich mal nicht aus den Regalen des Supermarkts zu verköstigen oder die Vitamintabletten in der Apotheke einzukaufen. Genau diesen Genuß will dieser Ratgeber natürlich unter anderem auch unterstützen.

Vorsicht bei der Beerenernte: Der Saft hinterläßt schwarze Flecken auf den Kleidern.

Wichtig

Auch mit natürlichen Gesundheitsprodukten kann man manchmal zuviel des Guten tun. Lassen Sie sich auf jeden Fall von einem Arzt für Naturheilverfahren, einem Heilpraktiker oder einem Kräuterexperten beraten, wann und wie oft Sie sich einen Holundertee aufbrühen sollten. Ein Blütentee kann auf keinen Fall schaden, doch bei Wurzel- und Rindenextrakten sollten sie vorsichtig sein!

Im folgenden finden Sie Hintergründe und praktische Tips zur therapeutischen Verwendung der einzelnen Holunderaufbereitungen.

Nachdem nun sozusagen der „Körper" der Pflanze beschrieben wurde, soll im nächsten Kapitel auch der „Geist" des Holunders gewürdigt werden und Ihnen die Pflanze mal von einer ganz anderen Ecke aus näherbringen.

Mythologie, Aberglaube und Weisheit

Die Übergänge sind schon immer fließend gewesen; Dichtung und Wahrheit vermischen sich, die einst mündliche Überlieferung bringt eigene „Ranken" hinzu. Doch versteckt sich in den alten Mythen und Sagen oft ein intuitives Wissen, zumal unsere Ahnen viel vertrauter mit der Natur und ihren Kräften waren.

Der Aberglaube entstand immer erst als Folge außergewöhnlicher, unerklärlicher und als bedrohlich erachteter Ereignisse. Und was ist erstaunlicher, als die „spontane" Genesung nach der Einnahme eines unscheinbaren Krauts?

Angst, Mißgunst und religiöser Fanatismus belegten die Kenntnisse von Heilern und „weisen Frauen" mit dem Hauch des Unheimlichen oder gar Bösen. So kann man davon ausgehen, daß auch hinter jedem Aberglauben ein Stück Wahrheit steht, sonst wäre er überhaupt nicht entstanden.

Um den Holunderbaum ranken sich unzählige Mythen und Geschichten. Die Verehrung von Pflanzen ist kulturell gesehen eine sehr frühe Form von Religion. Die erstaunliche Kräfte der Pflanzen, die der Mensch sicher zunächst an den Tieren beobachtet hat, wurden zu mystischen Eigenschaften erhöht. Und so wurden Bäume und Sträucher denn auch zu Wohnstätten guter und böser Geister; Feen und Kobolde gaben sich in der gefürchteten und verehrten Natur ein Stelldichein.

Der Holunder war der nordischen Göttin Freyja geweiht.

Eine Sage der Dänen erzählt, daß die Holdermutter in einem Holunderbaum wohnte und jeden vehement verfolgte, der es wagte, von ihrem Baum Äste abzuschlagen. Auch die Germanen verehrten den Holunder. „Holda" oder „Holde Gnädige" bedeutet in der germanischen Mythologie „Muttergöttin". So wurde der Holunder in heidnischer Zeit der altnordischen Göttin der Liebe und Fruchtbarkeit Freyja (altnordisch: Herrin) geweiht, die den Germanen auch als Göttin des Hauswesens galt. Von dem Beinamen Holda, so vermutet man, könnte der Namen Holunder abgeleitet worden sein.

Etwas volksnaher wurde die „Holda" in der Figur der „Frau Holle". In dem bekannten Kindermärchen der Gebrüder Grimm schüttelt die Dame fleißig ihre Betten aus, damit es auf der Erde schneit. Eine „Frau Holle" hatte jeder gerne als Baumbewohnerin, symbolisierte sie doch Fleiß, Häuslichkeit und Sauberkeit.

Im Mittelalter wurde der Holunder dann in Zusammenhang mit Zauberei und Hexerei gebracht. Man vermied es, Möbel aus Holunderholz in die eigenen vier Wände zu stellen, denn der Aberglaube besagte, daß jeder, der das Haus betrat, durch einen Spuk fürchterlich erschreckt werden würde.

> Im Mittelalter wurden Möbel aus Holunderholz mit Spuk und Zauberei in Verbindung gebracht.

Vor allem in Irland und Spanien sagte man dem Holunder eine rätselhafte Beziehung zum Teufel und zum Hexentum nach. Die Legende erzählt, daß in Irland die Fortbewegungsmittel der Hexen, nämlich ihre Besen, aus Holunderholz gefertigt wurden.

Mit dem Holunder wurden häufig auch Tod und Sterben in Verbindung gebracht. Von Tacitus ist uns beispielsweise überliefert, daß in Rom nur aus Holunderholz gefertigte Särge verwendet wurden. Das Kreuz Christi wurde angeblich aus Holunderholz gezimmert, und Judas soll sich für seinen Freitod einen Holunderbaum ausgesucht haben.

In Norddeutschland hielten die Fahrer von Leichenwagen immer einen aus Holunderholz gefertigten Stecken in der Hand, um damit ihre Pferde im Zaum zu halten.

Der Tod ist in vielen Kulturen und Religionen keineswegs so angstbesetzt wie in unserer christlich geprägten Kultur, wo hinter ihm das Fegefeuer lauert. Die Verbindung des Holunders mit Tod dürfte also in erster Linie für die „Macht" der Pflanze über die Gesundheit und damit letztlich über das Leben zu werten sein.

Hexenküche oder Volksheilkunde

Die Heilpflanzenkunde hat eine sehr lange Tradition. Wer Heilpflanzen verwendet, sollte sich einen kurzen Einblick in die Geschichte dieser faszinierenden Wissenschaft verschaffen.

Es ist interessant festzustellen, welch hohen Stellenwert Heilpflanzen bei unseren Vorfahren innehatten und wie sehr sich unsere hochtechnisierte Welt von diesem Wissen entfernt hat.

Unerwünschte Nebenwirkungen von chemischen Arzneimitteln haben jedoch wieder einen natürlichen Trend eingeläutet, und die Verwendung von Heilpflanzen erlebt eine Renaissance. Jahrtausendealtes Wissen und das Bestreben, mit der Natur in Einklang zu leben und nicht gegen sie zu arbeiten, finden heute wieder großen Anklang.

Da viele chemische Arzneimittel oft unerwünschte Nebenwirkungen haben, besinnt man sich heute wieder mehr auf die traditionelle Heilpflanzenkunde.

Holunder in der „Hexenküche"

Schon früh entdeckte der Mensch, daß gewisse Pflanzen in der Lage sind, bestimmte Wirkungen im Körper hervorzurufen. Da man sich diese Tatsache damals nicht erklären konnte, wurden diesen Pflanzen einfach magische und übernatürliche Kräfte zugesprochen.

Man ordnete die Pflanzen dabei in zwei Gruppen: Die eine umfaßte alle Pflanzen, die gut dufteten und deshalb den himmlischen Wesen zugeordnet wurden. Die schlecht riechenden Pflanzen dagegen konnten nur Gewächse des Teufels und der Hexen sein!

Jahrtausendelang wurden böse Geister, Dämonen und rachsüchtige Hexen für Krankheiten und Leiden verantwortlich gemacht; heute nennen wir es pseudoabgeklärt „Schicksal" oder „gottgewollt". Die Erkenntnis, daß es wohl doch noch ein paar Dinge zwischen Himmel und Erde gibt, die wir mit unserer weitgediehenen analytischen Wissenschaft nicht erklären können, bedeutet manchen willkommene Erweiterung; andere fürchten diesen „schwankenden Boden" und leugnen die sogenannten Metaebenen der Esoteriker, da sie nicht beweisbar sind.

Eines wurde und wird jedoch oft außer acht gelassen: Viele der Menschen, die als Hexen oder ähnliches bezeichnet wurden, besaßen ein großes Wissen um alte überlieferte Heilkünste, die sie zudem mit ihren eigenen Erfahrungen anreichern konnten. Doch dieses Wissen war nicht greifbar, nicht rational verständlich. Und so machte es Angst, wie alles, was der Mensch mit seinem Verstand nicht in sein Weltbild einordnen kann.

Zu dieser diffusen, existentiellen Angst kam dann jedoch vor allem im „finsteren" Mittelalter die Angst der Kirche, ihren Anspruch als alleinige Mittlerin zwischen dem irdisch realen und den unsichtbaren und erklärbaren Gewalten zu verlieren. So war man schnell mit Marter und Feuer bei der Hand, um die „Konkurrenz" aus dem Feld zu schlagen.

Die Heilkunde beruhte im wesentlichen auf praktischen Erfahrungen und mündlichen Überlieferungen. Schriften alter Heiler der Antike waren mehr oder weniger nur dem Klerus zugänglich, denn wer konnte damals schon lesen? Und wie hätte man an die Aufzeichnungen herankommen sollen? Der einfache Mann wußte ja nicht mal, daß es da etwas gab, was sich zu wissen gelohnt hätte. Man war also neben den Hausrezepten der Ahnen auf den Rat heilkundiger Menschen angewiesen.

Die wertvollen Eigenschaften des Holunders wußten diese Kräuterfrauen oder die Dorfweisen dabei sehr wohl zu nutzen. Aus Blättern, Blüten und Beeren wurden neben Arzneien allerdings auch allerlei Zauber- und Liebestränke bereitet. Dabei vermischte sich sicherlich ehrlicher Glaube an die geheimnisvollen, schicksalsträchtigen Pflanzenkräfte und ewig menschlicher Geschäftssinn. Denn für solche Wundermittelchen bezahlten die Menschen auch damals oft lieber und mehr als für eine schlichte Gesundheitsvorsorge.

Kräuterfrauen und Dorfheiler verstanden es, aus Holunder wirkungsvolle Arzneien zu bereiten.

Doch Scharlatane, die tatsächliches oder angebliches Wissen zu Geld machen, gibt es heute wie damals. Sie sollten uns wenigstens heute nicht mehr den Blick für das wirklich fundierte Naturverständnis mancher Menschen verbauen. Die Pflanzenkundigen von einst hatten es schwer genug: *„Wer sich unter einen Holunderbaum stellt, kann erfahren, was Hexen tun"*, hieß es. Da ist es wohl verständlich, daß sich heilkundige Frauen möglichst heimlich trafen, um ihr Wissen auszutauschen.

Welche Zeit eignet sich dazu besser, als die schützende Dunkelheit der Nacht? Doch diese Mondschein-Meetings blieben nicht unbemerkt. *„Wer nichts zu verbergen hat, kann sich auch bei Tageslicht treffen"*, war die allgemeine Meinung. Und sie wurde sicherlich noch von der Männerwelt gestützt, die sich von der „Macht der weisen Frauen" und ihrer unkonventionellen, unabhängigen Lebensweise bedroht fühlte.

Diese sogenannten Hexen waren vielleicht die „Emanzen" des Mittelalters. Nicht umsonst feiert die Frauenbewegung die Walpurgisnacht am 30. April als ihre „Geisterstunde". In der „Hexennacht", in ländlichen Gegenden damals wohl so eine Art „Jahreshauptversammlung" dieser außerhalb der Gesellschaft wirkenden Frauen, wurden alle Türen und Fenster fest verschlossen, und keiner der Bauern wagte sich aus dem Haus.

Bevor wir zu den heute wieder aufgegriffenen medizinischen Erkenntnissen aus der wissenschaftlichen und philosophischen Blütezeit der Antike kommen, drehen wir das Rad der Geschichte schnell noch einmal zurück und halten es in grauer Urzeit an: In den Steinzeitniederlassungen der Schweiz und den Bronzezeitsiedlungen Oberitaliens wurden bei Ausgrabungen Holundersamen und -zweige gefunden.

Der Holunder fand bereits in der Steinzeit Verwendung.

Das läßt den Rückschluß zu, daß bereits die prähistorischen Menschen die Holunderbeeren genossen und die Rinde der Zweige verarbeitet haben.

2000 Jahre und nur wenig weiter...

Bis heute anerkannte Naturforscher und Heiler der griechischen und römischen Antike nutzten bereits den Holunder zu Heilzwecken. Die Indikationsliste der Phytotherapeuten hat sich seitdem gar nicht so sehr erweitert, auch wenn wir heute Sinn und Zweck einer Therapie etwas besser erklären können.

Theophrastos von Eresos (371 bis 285 v.Chr.), ein Schüler des Aristoteles, galt zu seiner Zeit als großer Naturforscher und Philosoph. Schon zu Lebzeiten waren seine Schriften bekannt und weit verbreitet. Seine beiden Hauptwerke „Ursachen des Pflanzenwuchses" und „Geschichte der Pflanzen" beinhalten auch detaillierte Aufzeichnungen über den Holunder.

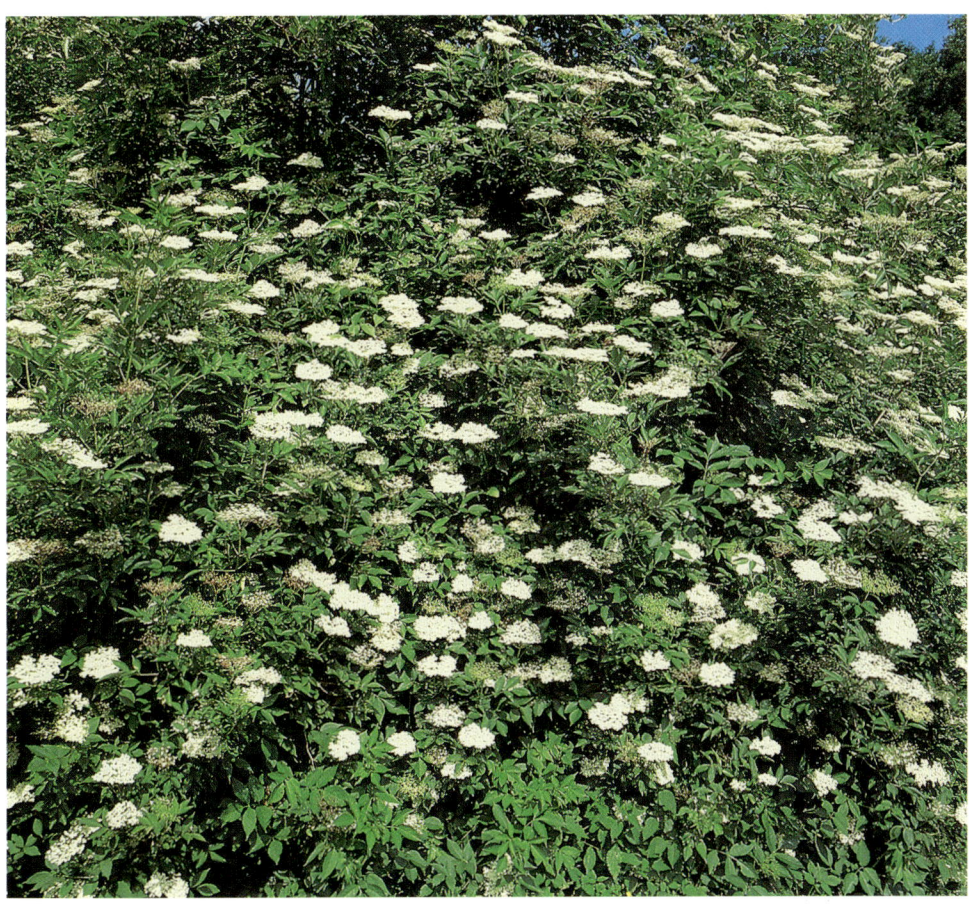

Der griechische Arzt Hippokrates (460 bis ca. 377 v.Chr.) beschäftigte sich ebenfalls sehr ausgiebig mit dem Holunder; seine besondere Aufmerksamkeit galt den Beeren. Er beschrieb verschiedene Wirkungsweisen und Anwendungsmöglichkeiten der Pflanze. Hippokrates gilt als erster „moderner" Arzt, denn er verstand es wie keiner vor ihm, die „Magie" (der Begriff „Magier" bezeichnete ursprünglich einfach den orientalischen Heiler) der orientalischen Medizin durch genaue Beobachtungen von Krankheitsbildern und Wirkungsweisen einzelner Drogen zu untermauern und zu erweitern.

Hippokrates, auf den immerhin heute auch die Schulmediziner ihren Eid ablegen und der als „Vater der Medizin" bezeichnet wird, erkannte damals schon, daß der Mensch über

Seit der Antike wird die Heilkraft des Holunders genutzt.

körpereigene Selbstheilungskräfte verfügt und ihre Stärkung bzw. Aktivierung einen Heilungsprozeß begünstigt. Er bezog in seine Erkenntnisse über die inneren organischen Abläufe während eines Krankheitsgeschehens im übrigen auch schon das emotionale und soziale Umfeld des Patienten mit ein; ein revolutionärer Schritt, der leider über viele spätere Jahrhunderte der Medizin wieder verloren ging.

Erst in unserem Jahrhundert wird dieses Wissen in der Therapie wieder genutzt – dank der Psychologie Freuds, aber auch der medizinisch-philosophischen Erkenntnisse eines Rudolf Steiner oder der ganzheitlichen, Körper und Psyche einbeziehenden Sichtweise der Naturheilkunde.

Hippokrates empfahl den Holunder als Abführ- und Schmerzmittel.

Doch zurück zum großen Ahnherrn der Medizin: Als Arzneimittel verwendete Hippokrates hauptsächlich Heilpflanzen. Den Schwarzen Holunder empfahl er, soweit uns bekannt, als probates Abführmittel, als harntreibend und speziell den Frauen als Linderung bei Unterleibsbeschwerden.

Auch dem Naturforscher und Militärarzt Pedanius Dioskurides (um 50 n.Chr.) war der Holunder bekannt. Der griechische Arzt, der während der Herrschaft der Kaiser Claudius und Nero lebte, hatte den gesamten Orient bereist. Seine wertvollen Erfahrungen hielt er in seiner fünfbändigen Heilpflanzenlehre „Materia medica" fest, wobei er sich auch ausführlich mit der heilenden Wirkung von Holunder beschäftigte und Rezepte notierte.

Dioskurides setzte den Holunder gegen Schlangenbisse und Entzündungen ein.

Zum Beispiel empfahl er gegen Schlangenbisse einen aus den Wurzeln des Holunders hergestellten Wein. Bei Entzündungen sollte ein Umschlag aus Holunderblättern die ersehnte Wirkung bringen.

Die wertvollen Inhaltsstoffe der Heilpflanze Holunder faszinierten auch Gajus Plinius den Älteren (23 bis 79 n. Chr.), der beim Ausbruch des Vesuvs ums Leben kam. Der römische Schriftsteller hinterließ der Nachwelt eines der bedeutendsten kulturhistorischen Dokumente, die „Naturalis historia", eine 37bändige naturwissenschaftliche Abhandlung; allein zwölf Bände beschäftigen sich ausschließlich mit Heilpflanzen. In seinem Werk berichtet Plinius ausführlich über den Holunder im Volksglauben und in der Volksheilkunde.

Im Mittelalter galt der Holunder als geschätzte Heilpflanze. Hildegard von Bingen (1098 bis 1179) hat sich ausgiebig mit der Pflanze beschäftigt und dabei auch mit einigen Wundermärchen aufgeräumt. So notierte sie, der Holunder habe nun doch nicht ganz die erwartete Wirkung, womit ihm sicherlich nicht die immer wieder bestätigten Wirkungsweisen abgesprochen werden sollten.

Hildegard von Bingen, 1098 auf der Burg Böckelheim geboren, verfügte, glaubt man der Geschichte, über eine prophetische Begabung. Sie wurde erst Nonne, dann Äbtissin und gründete zwischen 1147 und 1150 ein neues Kloster nahe Bingen.

Bemerkenswert ist, daß sie in ihren Büchern kein überliefertes Wissen aufnahm, erstaunlich auch, daß die von ihr schriftlich festgehaltenen Heilrezepte in den meisten Fällen bis heute nichts an Gültigkeit verloren haben. Daß eine Nonne medizinische Texte verfaßte, war allerdings bis Anfang des 12. Jahrhunderts nichts Ungewöhnliches, denn die Krankenhäuser befanden sich fast ausschließlich in Klöstern.

Der Dominikanermönch und spätere Bischof zu Regensburg Albertus Magnus (1193 bis 1280), Graf Albert von Bollstädt, galt als Universalgelehrter, was ihm den Beinamen „Doctor universalis" einbrachte.

Einer seiner bekanntesten Schüler war Thomas von Aquin. In seinem Werk „Erläuterungen zu Pseudo-Aristoteles", noch heute ein Standardwerk der Heilpflanzenkunde, führte er eine neue Verwendungsart von Holunder auf.

Er erregte mit der Behauptung, daß die Rinde des Holunderbaumes, von unten nach oben abgeschabt, ein Abführmittel sei, von oben nach unten hingegen ein Brechmittel, großes Aufsehen.

In der Renaissance erlangte die Pflanzenheilkunde wieder den Stellenwert, den sie einst in der Antike innehatte. Die Heilkräutergärten der Klöster wurden ausgiebig für Pflanzenstudien genutzt und die Pflanzen als Heilmittel verwendet.

Otto Brunfels (1489 bis 1543), Leonhard Fuchs (1501 bis 1566) und Hieronymus Bock (1498 bis 1554) sind die bekannten Namen, die sich unter anderem auch um die Heilpflanzenkunde verdient gemacht haben. 1532 veröffentlichte Otto Brunfels sein

> In der Renaissance erlebte die Heilpflanzenkunde eine neue Blüte.

Buch „Contrafayt Kreuterbuch", ein mit sehr naturnah gestalteten Holzschnitten ausgestattetes Werk.

Ein weiterer Klassiker der Kräuterbücher erschien 1549 von Otto Bock: „New Kreütterbuch von unterscheidt Würckung und namens der Kreutter, so in Teutschen landen wachsen".

Auch der Arzt und Reformator Philippus Aureolus Theophrastus Bombastus von Hohenheim, unter dem Namen Paracelsus (1493 bis 1541) bekannt, studierte den Holunder und im besonderen die „Giftstoffe" der Pflanze. Von ihm stammt der berühmte Ausspruch: *„All ding sind gift, und nichts ohn gift. Allein die dosis macht das ein ding kein gift ist."* Mit dieser Erkenntnis formulierte Paracelsus bereits eine der wesentlichsten Voraussetzungen bei der Verwendung von Heilpflanzen.

Paracelsus er-
kannte als erster
die Bedeutung
der richtigen
Dosierung.

Er fand weiter heraus, daß neben der Dosis eines Pflanzenstoffes auch das Alter des Patienten, die Häufigkeit und der Zeitpunkt der Verabreichung ausschlaggebend dafür sind, ob eine Pflanzendroge heilend oder giftig wirkt. So forderte er bereits, was heute Gesetz ist: *„Bei jedem pflanzlichen Arzneimittel muß die Grenze, ab wann das Mittel giftig wirkt, genau bestimmt sein."*

Allzu stolz brauchen wir heute also, eingedenk all dieser frühen Erkenntnisse, auf unser heutiges Wissen nicht zu sein – aber froh, daß die Medizin wieder den Wert der Pflanzen erkannt hat und sie uns mit den Möglichkeiten unserer modernen Labors noch weiter zugänglich macht.

Die eigentliche Kraft der Phytotherapie liegt jedoch auch heute in der Hand qualifizierter Ärzte. Deren Erfahrung und Einfühlungsvermögen in den Patienten sind oft wichtiger als alle wissenschaftlichen Nachweise über die Wirksamkeit einzelner Inhaltsstoffe.

Im folgenden Teil des Buches finden sie nun sowohl das eine wie das andere beschrieben: Wissenschaftliche Fakten und durch Erfahrung bewiesene Heilkräfte des Holunders sowie spezielle Indikationen und Anwendungsmöglichkeiten bilden diesen zentralen Abschnitt des Ratgebers.

Holunder in der Ganzheitsmedizin

Holunder als Droge

Gesundheit ist nicht alles,
aber ohne Gesundheit ist alles nichts!
(Schopenhauer)

Droge kommt ursprünglich von trocken, bezeichnete also schlicht und einfach getrocknete Pflanzenteile. Pflanzendrogen unterscheiden sich in ganz wesentlichen Punkten von den chemischen Präparaten der Allopathie (Schulmedizin); so sind sie, richtig verabreicht, nicht nur milder und nebenwirkungsärmer in ihrer Wirkungsweise, sondern sie wirken vielfach ganz anders auf den Organismus ein.

Allgemein gilt

Während die Schulmedizin sich in erster Linie mit den Krankheitssymptomen und deren Bekämpfung beschäftigt, setzt sich die ganzheitlich biologisch orientierte Medizin zum Ziel, die eigentlichen Ursachen der Krankheit zu erkennen und den Organismus zu aktivieren, sich kraft seines ausgeklügelten Abwehrsystems selbst zu heilen.

Nicht „meßbare" Laborgrößen liefern den Beweis für den Erfolg einer Therapie, sondern – teilweise jahrtausendealte – Beobachtungen am Menschen. Der Gesetzgeber erkennt inzwischen die Ebenbürtigkeit dieses Indizes an, und die Trennwände zwischen Schul- und „Alternativ"-Medizin beginnen zu bröckeln.

Die Ganzheitsmedizin bedient sich nun verschiedenster Therapieformen: Von Akupunktur, Homöopathie, Aromatherapie, Phytotherapie bis zur Bio-Kybernetik stehen – sich oft sinnvoll ergänzende – Behandlungswege offen. Mit dem Holunder interessiert uns hier natürlich vor allem die **Pflanzenheilkunde.** Ihre therapeutischen Ansätze sollen wenigstens kurz vorgestellt werden, um die im Anschluß beschriebenen Indikationen für eine medizinische Anwendung des Holunders verständlicher zu machen.

Naturheilkunde

Darunter versteht man grundsätzlich die von Ärzten mit Zusatzausbildung oder Heilpraktikern vorgenommene Behandlung von Krankheiten mit biologischen und naturbelassenen Heilmitteln und Heilverfahren (Pflanzen, Mineralstoffe, Tiere, aber auch Licht, Wasser, Wärme-/Kältereize etc.). Zu diesem ganzheitlichen medizinischen Ansatz gehören auch psychotherapeutische Maßnahmen wie Gespräche, Musik- oder Tanztherapien u.ä. und eine weitestmögliche Anpassung der sozialen Lebensführung, der Ernährung, der Schlafgewohnheiten etc. an die „innere Uhr" des Patienten. All diese Behandlungsstränge können sich unter Umständen mit schulmedizinischen Maßnahmen ergänzen.

Die Naturheilkunde ist ganzheitlich orientiert: Körper, Geist und Seele wird die gleiche Bedeutung beigemessen.

Der naturheilkundlich orientierte Arzt – ob mit universitärem Doktorgrad und langjähriger naturheilkundlicher Zusatzausbildung, ob als Heilpraktiker – sollte gerade im Sinne seiner auf die Gesamtheit von Körper, Seele und Geist abgestimmten Medizin keine Berührungsängste mit anderen Disziplinen haben.

Phytotherapie

Die Phytotherapie (Pflanzenheilkunde) ist eine medikamentöse Behandlungsform, wobei die Pflanzenpräparate ganz verschieden aufbereitet und sowohl innerlich wie äußerlich verabreicht werden. Zur Verarbeitung kommen einzelne Pflanzen oder deren Teile wie auch Pflanzenmischungen. In einem Phytopharmakum mischen sich also verschiedenste Inhaltsstoffe, was in der Regel zu einer für den Laien erstaunlichen therapeutischen Breite führt.

Die Präparate unterstehen genau wie alle synthetisch hergestellten Pharmazeutika dem Arzneimittelgesetz; Qualität, Wirksamkeit und Unbedenklichkeit werden bei jedem in den Handel kommenden Produkt genau überprüft.

Jeder Phytotherapeut wird sich also ebenso wie seine Kollegen aus der Allopathie dagegen verwahren, in eine Schublade mit irgendwelchen selbsternannten „Naturheilern" geworfen zu werden. (Hiermit soll dem einzelnen „Heiler" nicht profundes Wissen und Verantwortung abgesprochen sein; nur unterliegen diese Therapeuten bei ihrer Behandlung keinen gesetzlichen Auflagen.)

Keineswegs alle der heute in der Phytotherapie angewandten Pflanzen sind bereits auf ihre einzelnen Inhaltsstoffe und deren Wirkweisen hin untersucht, auch wenn in den letzten Jahren in dieser Richtung verstärkt geforscht wird. Mitunter wird beanstandet, daß bei vielen Pflanzenpräparaten der eigentlich wirksame Inhaltsstoff nicht bekannt ist, also auch nicht gezielt und isoliert eingesetzt werden könne. Doch hier hält die Erfahrung der Pflanzenheilkunde dagegen, daß oft gerade die vielen unterschiedlichen „Begleitstoffe" die Wirksamkeit des „heilenden" Pflanzenstoffs erhöhen oder auch die Verträglichkeit des Präparats steigern.

    Dieser Punkt dürfte auch für den Holunder gelten, bei dem sich die Experten nach wie vor nicht sicher sind, auf welchem Inhaltsstoff genau seine therapeutische Wirkung beruht.

Ein weiterer Diskussionspunkt zwischen Schulmeinung und Erfahrungsmedizin ist der Verlauf einer medikamentösen Therapie. Die Phytopharmaka mit der Meßlatte der scharfen chemisch-synthetischen Mittel zu beurteilen wäre auf jeden Fall grundfalsch. Denn pflanzliche Präparate wirken meist langsamer, dabei aber auch langfristiger, da sie die Ursachen einer Krankheiten ansprechen und auf die körperlichen Selbstheilungskräfte abzielen.

Pflanzliche Arzneimittel wirken meist langsamer, dafür aber langfristiger als chemische Präparate.

Die Therapie mit allopathischen Tabletten etc. will dagegen eine möglichst rasche Linderung des Symptoms (z.B. Fieber) erreichen. Das mag in einzelnen Fällen angebracht, ja notwendig sein. Doch vergißt man dabei, daß solche Symptome Folge der inneren Abwehrkräfte sind. Werden sie immer wieder unterdrückt, kann es zu chronischen Krankheitsbildern kommen (siehe auch unter „Homöopathie", Seite 40ff.).

Nach heutigen Erkenntnissen läßt sich rund ein Drittel aller Krankheiten mit pflanzlichen Mitteln behandeln. Dabei macht es – wie fast immer in der Medizin – nicht die Menge des oder der Präparat(e)s aus, sondern die „maßgeschneiderte" Kombination der Inhaltsstoffe. Empfiehlt Ihnen also Ihr Phytotherapeut oder auch der oftmals heilpraktisch ausgebildete Kräuterdrogist eine bestimmte Teemischung, so ist das keineswegs nur „Geschmacksache". Holunderwurzel- oder Rindentee sollte beispielsweise mit Goldrute und Birkenblättern gemischt werden, da die harntreibende Wirkung ansonsten zu stark ist und bei häufigem Genuß die Nierentätigkeit angreifen könnte.

Homöopathie

Wichtig

> Etliche Krankenkassen übernehmen inzwischen die anfallenden Kosten für homöopathische Mittel.

Das Prinzip der Homöopathie läßt sich schon vom Namen her ableiten: gr. „homoios" bedeutet ähnlich, und „pathes" kann mit leidend oder empfindend übersetzt werden. Dahinter steht der Leitsatz der Homöopathie: Ähnliches mit Ähnlichem zu heilen *(similia similibus curentur!)*, den Christian Friedrich Samuel Hahnemann (1755 bis 1843) aufstellte. Er erkannte, daß bestimmte pflanzliche oder mineralische Substanzen in hoher Dosierung ähnliche Symptome auslösen können wie die zu bekämpfende Krankheit. In kleinsten Mengen verabreicht, so bewies er in zahlreichen Eigenexperimenten, aktivieren diese Substanzen jedoch den Körper, sich gegen die sich „ähnlich" äußernde Krankheit zur Wehr zu setzen.

Wichtig zum Verständnis dieser damals belächelten Theorie ist, daß man sich den grundsätzlichen Ansatz der gesamten naturheilkundlichen Ganzheitsmedizin klar macht: Alle Krankheitssymptome – beispielsweise Fieber, Hautausschlag, Schnupfen, Husten – sind das Ergebnis einer an sich gesunden Abwehrreaktion des Körpers auf eine grundlegende Schädigung des Organismus.

Und an dieser Stelle ist ein weiterer Wegbereiter der Ganzheitsmedizin zu nennen: Hans-Heinrich Reckeweg (1905 bis 1985) erweiterte das Postulat Hahnemanns mit seiner „Lehre von den Menschen-Giften".

Die **Homotoxikologie** teilt die Abwehrprozesse des Organismus gegen endogene (von innen kommende) oder exogene (von außen eindringende) schädliche Fremdstoffe in sechs Phasen ein: Die ersten drei Immunvarianten gehören in das „gesunde" Lager; hier ist der Körper noch in der Lage beziehungsweise wieder in die Lage zu versetzen, sich von den Giften zu befreien. Doch dann kippt das Krankheitsgeschehen ins Pathologische; Reckeweg nannte es den „Goldenen Schnitt": In den weiteren Phasen beschreibt er die Folgen eines nicht mehr funktionierenden Immunsystems. Der Körper kann sich nicht mehr „reinigen", die zerstörerischen Gifte werden abgelagert statt ausgeschieden, es kommt zu ersten Formen zellulärer Entartungen. (Das drastischste Beispiel ist immer noch eine Krebserkrankung: Jeder Mensch hat tausende von Krebszellen in sich, doch solange die Abwehr funktioniert, werden die befallenen Zellen eliminiert, bevor sie ihr Umfeld zerstören können. Doch wenn die Selbstheilungskräfte aufgrund von physischen und/oder psychischen Dauerbelastungen, Mangelerscheinungen aufgrund falscher Ernährung etc. nicht mehr stark genug sind, bekommt der Krebs seine Chance ...)

Reckeweg teilt den Abwehrprozeß des Körpers in sechs Phasen ein.

Wichtig

Um Mißverständnissen vorzubeugen – der Holunder ist keine Wunderdroge gegen Krebs, aber dieses krasse Krankheitsbild macht deutlich, wie wichtig es ist, die Kräfte des Immunsystems bei der „Entgiftung" zu unterstützen. Und hierbei kann der Holunder in vielen Fällen mitwirken.

Umweltgifte, Viren, Bakterien können beispielsweise ein fiebriges „Aufbäumen" des Immunsystems auslösen. Ein geschwächter Körper braucht für diese aktive Gegenwehr jedoch Unterstützung! So wird verständlich, daß ein scheinbar so „harmloses" Mittel wie Holundertee, der uns zum Schwitzen bringt – vordergründig also die fiebrige Reaktion des Körpers noch verstärkt – eine heilende Wirkung hat. Denn über Schweiß, Schleimausscheidungen bei Schnupfen und Husten oder Eiter (z.B. Pickel) stößt der Körper das eingedrungene Gift wieder ab; die Gefahr, daß sich die Gifte in Organen oder Gewebe ablagern, ist damit gebannt. Ein unangenehmer, aber heilsamer Prozeß, der durch die reine Symptombekämpfung unterdrückt wird.

Holundertee regt zum Schwitzen an, so daß der Körper eingedrungene Giftstoffe leichter ausscheiden kann.

Hahnemann probierte ca. 100 pflanzliche und mineralische Drogen an sich selbst aus und beschrieb detailliert ihre Symptomatik am gesunden Körper. Diese sogenannten „Arzneimittelbilder" (AMB) sind bis heute auf über 1000 erweitert worden.

Die Homöopathie ist in ganz besonderem Maße eine „Erfahrungs"-Medizin. Die Arzneimittelbilder sind bei aller Vielfalt lediglich ein Gerüst für den behandelnden Arzt, denn jeder Mensch entwickelt entsprechend seiner körperlichen, seelisch-geistigen und sozialen Verfassung seine ganz individuelle „innere Abwehrstrategie".

So mag ein erfahrungsgemäß in 90 Prozent der Fälle wirkendes Heilmittel gerade bei diesem einen Patienten nicht ansprechen beziehungsweise zu starke Reaktionen hervorrufen. (Eine sogenannte „Erstverschlechterung" ist im übrigen erwünscht, da sie zeigt, daß der Körper auf die Arznei anspricht.) Der Homöopath muß also versuchen, seinen Patienten so gut wie möglich über eine umfassende Anamnese „kennenzulernen", um das im individuellen Fall richtige Mittel zu finden.

Ob Hoch- oder Niedrigpotenzen verabreicht werden, ist meist Überzeugungssache des einzelnen Therapeuten. Der puristische Homöopath wird jedoch in der Regel auf ein Monopräparat schwören. In der Naturheilkunde werden heute aber häufig auch Komplexmittel verabreicht; zum einen in der berechtigten Annahme, durch das breitere Spektrum der Inhaltsstoffe eher „ins Schwarze zu treffen", zum anderen haben bestimmte Stoffkombinationen auch oft eine stärkere Wirkung als der isolierte Inhaltsstoff. Dies trifft sich mit der Überzeugung der Phytotherapeuten, die das von der Natur vorgegebene Stoffgemisch einer Pflanze nutzen.

Gerade beim Holunder läßt sich trotz aller Positiva der diversen Inhaltsstoffe die therapeutische Wirkung nur aus der speziellen „Mischung" erklären. Denn so wichtig und gesund beispielsweise die Vitamine des Holunders sein mögen, sie allein machen ihn noch lange nicht zu einer „Heilpflanze".

Die Heilkraft des Holunders läßt sich nur aus der speziellen Mischung seiner Inhaltsstoffe erklären.

Kneipptherapie

Der Bad Wörishofener Pfarrer und Naturheiler Sebastian Kneipp (1821 bis 1897) begründete die „Kneipptherapie", die sich auf fünf Grundsäulen stützt:

- Hydrotherapie (Bäder, Wechselbäder, Güsse, Wassertreten)
- Phytotherapie
- Bewegungstherapie
- Ernährungstherapie
- Ordnungstherapie (gedachtes Ziel ist hier die individuelle, gesunde physische und psychische Lebensweise)

Grundsäulen der Kneipptherapie

Sebastian Kneipp zählt zu den wenigen Laien auf dem Gebiet der Medizin, deren Heilverfahren bis heute anerkannt sind. „Kneipp-Arzt" ist in Österreich eine offizielle Berufsbezeichnung und auch in Deutschland findet man hinter diesem Praxisschild einen Arzt, der nach den Kneippschen Grundsätzen behandelt und sicherlich Mitglied des 1894 gegründeten „Kneipp-Ärztebund e.V." ist.

Sebastian Kneipp selbst war aufgrund eigener gesundheitlicher Probleme zu einem begeisterten Anhänger der gesunden Lebensweise geworden. In seinem Buch „So sollt ihr Leben", 1889 vollendet, beschreibt er seine Ansichten über eine gesunde Lebensart in einer für jeden verständlichen Sprache, so daß dieses Buch schon zu seiner Zeit ein „Bestseller" wurde.

In diesem Ratgeber beschäftigt sich Kneipp auch ausführlich mit dem **Schwarzen Holunder**. Er empfiehlt Holundertee als Kur-

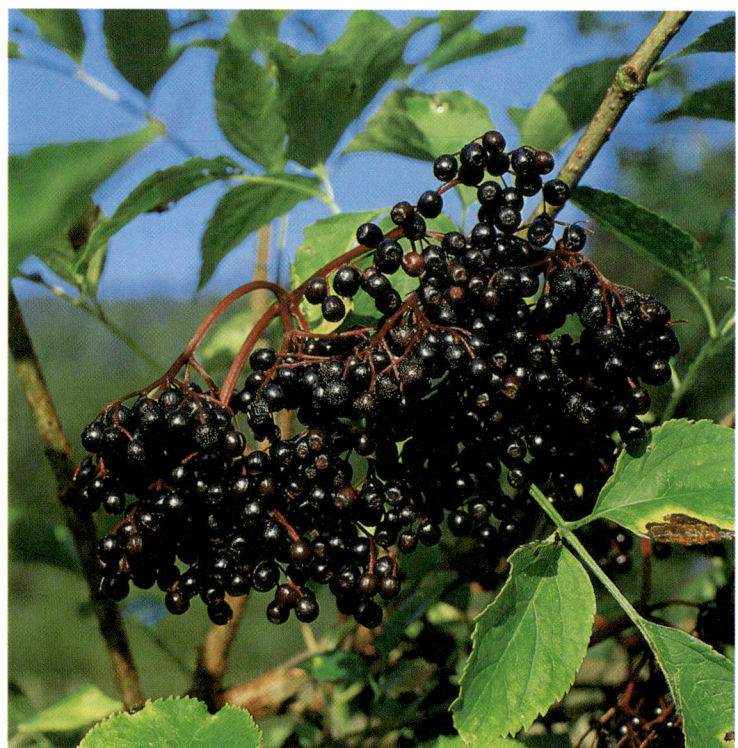

Auch Sebastian Kneipp empfahl den Holunder gegen mancherlei Alltagsbeschwerden.

form bei „Frühjahrskrankheiten, wie zum Beispiel Ausschlägen", preist die heilende Wirkung der Holunderwurzel bei Wassersucht und lobt das Holundermus wegen seiner blutreinigenden Wirkung.

Den Wasseranwendungen nach Kneipp sollte möglichst Bettruhe folgen; der Genuß von schweißtreibenden Tees bildet oftmals die ideale Ergänzung.

Der „Wasser-Doktor" brachte bei seinen medizinischen Ratschlägen auch gleich ein wenig Gesellschaftskritik unter: *„Wie die hohen Herrschaften heutzutage zu der teuren Traubenkur wandern, oft nach fernen Ländern, so gingen unsere Eltern und Großeltern in die Kur zum Holunderbaum, der sie in nächster Nähe so billig und oft viel besser bediente."*

Auch hoffte er, daß – *„... hat man ihn* (den Holunderbaum) *auch vielfach verworfen"* – *„... der alte Freund wieder zu neuem Ansehen kommen möchte"* (aus „Meine Wasserkur").

Wem vertraue ich mich an?

Noch ein Wort zu den vielen Bezeichnungen in der praktizierten Medizin. Sie geben meist Auskunft über die favorisierte Ausrichtung des „modernen Medizinmannes"; dabei sollte man sich hüten, die einzelnen Formen der Heilkunst hierarchisch zu werten. Oft ist ein kollegiales Zusammenspiel der jeweiligen Experten die beste Chance für den Patienten.

Der **Naturheilkundetherapeut** ist in der Regel ein studierter Schulmediziner, der sich in seinen diagnostischen und therapeutischen Ansätzen der ganzheitlich biologischen Erfahrungsmedizin verschrieben hat. Sein Spezialgebiet kann die Homöopathie, die anthroposophische Medizin, die Phytotherapie oder eine Kombination aus allem sein. Das heißt nicht, daß er nicht bei einem akuten Fall zunächst mit schulmedizinisch erforschten Pharmazeutika (beispielsweise Antibiotika) oder auch operativen Maßnahmen die Symptome bekämpfen wird, ja muß, bevor er mit Hilfe von biologischen oder homöopathischen Mitteln versucht, die eigentlichen Ursachen in den Griff zu bekommen.

Heilpraktiker ist ein gesetzlich geschützter und geprüfter Status. Die Heilkunde stützt sich hier ebenfalls auf eine mehrjährige Ausbildung, und jeder Heilpraktiker ist – wie der approbierte Schulmediziner dem BGB (Bundesgesundheitsgesetz) – den Rechtsgrundlagen des HPG (Heilpraktikergesetz) verpflichtet. Heilpraktiker sind oftmals hervorragende Diagnostiker und verfügen über ein breites Wissen, speziell in der naturheilkundlichen Erfahrungsmedizin.

Sie können sich also mit allen gesundheitlichen Problemen mit gutem Gefühl in die Hände eines erfahrenen Heilpraktikers begeben. Sein Stand unterliegt lediglich gewissen Einschränkungen, so darf er beispielsweise keine verschreibungspflichtigen Medikamente verabreichen, auch keine Röntgenuntersuchungen vornehmen. Dafür bringt er in der Regel fundiertes Wissen auf seinem speziellen naturheilkundlichen Gebiet auf die Waagschale. Die meisten Heilpraktiker gehen dabei ebenso „wissenschaftlich" vor wie ihre approbierten Kollegen, behandeln also keineswegs nur „aus dem Bauch heraus".

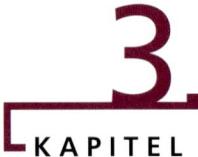

3.
KAPITEL

Inhaltsstoffe des Holunders: wirkungsvolles Zusammenspiel

Wenn man die Regale der Buchläden durchstöbert oder das eine oder andere Kräuterbuch durchblättert, fällt auf, daß der Holunder recht stiefmütterlich behandelt wird – obwohl er doch zu den ganz „alten" Heilpflanzen gehört und nicht umsonst mehr als manch anderes Kraut in Mythologie und Sagenwelt gewürdigt wird. Der Grund ist zweifellos, daß die Pflanzenanalytiker der Wirkungsweise des Holunders noch nicht so ganz auf die Schliche gekommen sind – abgesehen davon, daß heute vielleicht ein Fünftel aller Pflanzen überhaupt erst wissenschaftlich untersucht ist.

Nun gibt es Pflanzen, wie den Weißdorn, die Kegelblume oder auch die Mistel, bei denen die biologische Pharmazie heute eindeutig den zentralen Wirkstoff bestimmen kann. Diese Inhaltsstoffe können isoliert, zumindest teilweise synthetisch nachgebildet und so auch in ihrer Heilwirkung mit wissenschaftlicher Methodik erklärt werden.

Bisher konnte noch kein einzelner Inhaltsstoff des Holunders als zentrale Heilsubstanz bestimmt werden.

Anders beim Holunder: Hier müssen wir uns nach wie vor auf die lange „Indizienkette" der heilkundlichen Erfahrung verlassen. Fragt man den Schulmediziner oder den allopathisch ausgerichteten Apotheker, so empfiehlt er allenfalls heißen Holundertee oder Holundersaft als schweißtreibendes Mittel bei Erkältungskrankheiten. Bereits an diesem Punkt streiten sich allerdings die Experten, ob die therapeutische Wirkung tatsächlich den Inhaltsstoffen des Holunders zuzuschreiben ist oder ob nicht allein schon das heiße Getränk die schweißtreibende Wirkung hervorruft und damit eine gewisse Linderung verschafft.

Dieser Ratgeber kann und will die Diskussion nicht entscheiden. Doch nach den beschriebenen Erkenntnissen der Phytotherapie spricht es keineswegs gegen die heilende Kraft des Holunders, daß die Pharmazeuten keinen der vielen Inhaltsstoffe als tragende Heilsubstanz zu isolieren vermögen. Eben in seiner speziellen Kombination zeigt das Stoffgemisch des Holunders seine Stärke.

Dennoch sollte man wissen, welche „Hilfskräfte" die Pflanze mitbringt und welche Bedeutung sie im einzelnen für die Funktionen unseres Körpers haben.

Die Heilkraft des Holunders beruht auf seiner speziellen Stoffkombination.

Ätherisches Öl

Unter ätherischen Ölen versteht man aus Pflanzen gewonnene Vermengungen von organischen Verbindungen mit flüchtigen Aromen; sie sind ölhaltig und riechen stark. Diese Öle haben die verschiedensten chemischen Zusammensetzungen. Ihren Namen erhalten sie von den in ihnen enthaltenen Äthern, die auch für den individuellen Geruch verantwortlich sind.

Obwohl äußerlich den fetten Ölen gleich, sind sie chemisch völlig anders aufgebaut, denn sie hinterlassen keine Rückstände, wie man das von fettigen Ölen her kennt.

Die Wirkung der Aromastoffe vermittelt sich uns vor allem über verschiedene Sinneseindrücke, wie Geruch und Geschmack. Betrachtet man das Aroma des Holundersaftes unter chemischen Aspekten, haben sich hier 34 verschiedene chemische Verbindungen zusammengetan. Hauptbestandteil ist der Phenylacetaldehyd, der in fast allen ätherischen Ölen enthalten ist.

Die menschliche Schleimhaut kann ätherisches Öl sehr schnell und leicht aufnehmen.
- Es wirkt entzündungshemmend,
- fördert die Sekretion,
- beruhigt die Nerven,
- entwässert und reizt die Haut,
- regt die Leber und Galle an und
- wirkt schleimlösend.

Wirkung ätherischer Öle

Besonders erwähnenswert ist sicherlich die Fähigkeit des ätherischen Öls, den Wuchs von Bakterien zu hemmen bzw. sie sogar abzutöten.

Tip

Da ätherische Öle äußerst empfindlich sind, können sie sich bereits bei Zimmertemperatur verflüchtigen. Daher sollten Sie getrocknete Holunderblüten immer in einem lichtgeschützten Glas an einer kühlen Stelle aufbewahren. Holunderblüten enthalten bis zu 0,2 % ätherisches Öl.

Sambunigrin

Dieses Glukosid ist nur in rohen und unreifen Beeren enthalten. Es ist **cyanogen**; darunter versteht man die Fähigkeit eines Moleküls, unter bestimmten Voraussetzungen Blausäure zu entwickeln.

Vorsicht

An dieser Stelle sei daher nochmals vor dem Genuß roher oder unreifer Holunderbeeren gewarnt! Erbrechen oder Übelkeit könnten die Folgen sein.

Wenn Sie fertigen Holundersaft kaufen, enthält dieser meist etwas Sambunigrin. Denn bei der Saftherstellung kann es passieren, daß auch unreife Beeren mit verarbeitet werden. Doch ist der Anteil derart gering, daß keinerlei schädliche Nebenwirkungen zu befürchten sind. Tests haben ergeben, daß ein Liter Holundersaft ungefähr 0,0001% Blausäure enthält – eine Menge, die wir getrost unbeachtet lassen können, ebenso wie die geringen Spuren von Sambunigrin in den Blüten des Holunders.

Fettsäuren

Hier unterscheidet man zwischen einfach und mehrfach ungesättigten Fettsäuren. Die letzte Gruppe kann der Körper nicht selbst herstellen und ist daher auf eine Zufuhr von außen angewiesen. Da ungesättigte Fettsäuren Doppel- und Dreifachbindungen haben, können sie sehr leicht reagieren; so sind sie u.a. wegen ihrer Fähigkeit, Cholesterin abbauen zu können, sehr wichtig.

Holunderblüten weisen einen sehr hohen Anteil an Fettsäuren auf (z.B. 66 Prozent Palmitin, eine gesättigte höhere Fettsäure).

Farbstoffe

Der Farbstoff des Holunders heißt **Sambucyanin**. Mit seiner Hilfe kann der Chemiker feststellen, ob es sich um reinen oder „gepanschten" Holundersaft handelt. Die markant violett-blaue Farbe des Holunders entsteht durch den Anteil an Anthocyanen.

Sambucyanin gehört zu den Flavonoiden. Die der Holunderblüte zeigen eine gefäßabdichtende Wirkung, ähnlich wie bei der Ascorbinsäure. Hier ist insbesondere Rutosid zuständig.

Früher rechnete man die Bioflavonoide zu der Gruppe der Vitamine und bezeichnete den Farbstoff Sambucyanin als Vitamin P. Holunderblüten enthalten bis zu 1,8 Prozent Bioflavonoide.

Mit Hilfe von Sambucyanin läßt sich die Reinheit von Holundersaft feststellen.

Pflanzensäuren

Diese Säuren, auch Carbonsäuren genannt, sind organische Verbindungen, die durch Oxidation bestimmter Stoffe entstehen. In diese Gruppe fallen beispielsweise Kaffee-, Apfel-, Wein- und Zuckersäure.

Glykoside

Unter diesem Begriff versteht man pflanzliche Verbindungen, die durch Reaktion von Zuckermolekülen mit Phenolen, Alkoholen, Aminen oder Senfölen entstehen. Erwähnenswert ist, daß bereits kleinste Mengen ihre Wirksamkeit zeigen. Glykoside sind u.a. wichtiger Bestandteil vieler Herzmittel.

Vitamine

Vitamin A (Retinol)

Dieses Vitamin ist für die Knochenbildung, für Haut, Nägel und Haare wichtig, denn es hilft unter Mitwirkung von Zink dem Körper, Kalzium und Phosphat aus dem Darm aufzunehmen und beides in den Knochen abzulagern. Es unterstützt somit entscheidend das Wachstum.

Auch das Epithelgewebe der Haut und Schleimhaut ist für die Verrichtung seiner vielfältigen Aufgaben auf Vitamin A angewiesen. Ohne dieses Vitamin würden der Nervenstoffwechsel und das Hell-Dunkel-Sehen nicht funktionieren.

Vitamin A ist meist in Form von Vorstufen in der Nahrung enthalten, so auch im Holunder. In Verbindung mit Fetten und Gallensäuresalzen wandelt der Organismus diese Vorstufe in Vitamin A um. Fertiges Vitamin A kann der Körper in der Leber speichern und, falls Bedarf, wieder abgeben.

Tip

Um einem Vitamin-A-Mangel vorzubeugen, sollten Sie regelmäßig frisch zubereiteten Holundersaft genießen!

Vitamin-A-Räuber sind alle Nitrate; außerdem wird dieses wichtige Vitamin durch Hitze, zum Beispiel beim Fritieren, zerstört.

Vitamin B_1 (Thiamin)

Dieses und weitere sieben Vitamine gehören zur B-Gruppe. Jedes einzelne Vitamin ist im Körper für ganz spezielle Aufgaben zuständig. Zusammen mit Phosphor ist Vitamin B_1 in vielen Enzymen, den lebenswichtigen Biokatalysatoren unseres Organismus, enthalten.

Beachten Sie

Wer viel Alkohol trinkt oder viel Süßes (weißer Zucker!) ißt, benötigt mehr Vitamin B_1, da diese Genußstoffe eine optimale Verwertung des Vitamins im Körper verhindern.

Aber Vitamin B_1 erfüllt noch eine weitere wichtige Aufgabe: Ohne dieses Vitamin können auch die anderen sieben Vitamine der B-Gruppe vom Organismus nicht ausreichend umgesetzt werden. Ein Vitamin-B_1-Mangel kann daher Störungen im Bewegungsapparat, Muskelkrämpfe, Sehstörungen oder Nervosität hervorrufen.

Das im Holunder enthaltene Vitamin B_1 ist u.a. für den Kohlenhydratstoffwechsel sowie für die Bildung und Weiterleitung von Nervenreizen notwendig. Es unterstützt die Regulationsmechanismen psychischer Reaktionen, ist wichtig für den Erhalt der allgemeinen Vitalität und sorgt für ihre Wiedererstarkung nach körperlichen oder seelischen Belastungen.

Tip

- Um auch bei längerer Lagerung getrockneter Holunderblüten möglichst wenig Vitamin B_1 zu verlieren, sollten Sie die Droge an einem luftdichten, trockenen und dunklen Ort aufbewahren.
- Lassen Sie auch frisch gepreßten Holundersaft nicht zu lange an der Luft stehen. Vitamine sind flüchtige Stoffe; der volle Gehalt ist bei allen Fruchtsäften nur direkt nach dem Auspressen gegeben.

Vitamin B_2 (Riboflavin)

Das Vitamin B_2 ist unter anderem für das Wachstum, die Haut und die Augen wichtig. Es wirkt beim Abbau von Fetten und Eiweiß mit, beeinflußt die Wirkung vieler Enzyme und ist eine feste Größe im gesamtem Stoffwechsel sowie im Ablauf des Sexualzyklus.

Eingerissene Mundwinkel, spröde Fingernägel oder eine Entzündung auf der Zunge können Anzeichen eines Vitamin- B2-Mangels sein. Viel Sonnenlicht, Natron, chininhaltige Getränke und Nikotin zerstören Vitamin B_2.

Wie alle anderen der B-Gruppe ist auch dieses Vitamin wasserlöslich, das heißt, ein Vitamin-B_2-Überschuß ist nicht zu befürchten, da vom Körper nicht benötigte Stoffe durch den Harn ausgeschieden werden können.

100 g Holunderbeeren enthalten ca. 0,078 mg Vitamin B_2. Der Tagesbedarf eines Erwachsenen liegt bei ca. 1,5 bis 1,7 Milligramm.

Vitamin B_3 (Niacin)

Rund ein Drittel dieses lebenswichtigen Vitamins wird dem Körper über die Nahrung zugeführt. Wenn genügend Eiweiß, Vitamin B_3, Vitamin B_6 und Folsäure vorhanden sind, kann unser Körper auch selbst Vitamin B_3 bilden. Dieser Vitalstoff ist auch unter dem Namen Nikotinsäure, Nicotinamid oder Vitamin PP (pellagra preventing) bekannt und wurde erst 1937 entdeckt und erforscht. Pellagra ist der Name einer Krankheit, die durch das Fehlen der Vitamine des B-Komplexes, insbesondere Vitamin B_3, entsteht. Pellagra kann mit „rauher Haut" übersetzt werden und charakterisiert damit auch gleich die Krankheit selbst. Erst als man herausfand, daß Hefe der Krankheit Einhalt gebietet, wurde diese Krankheit seltener.

Vitamin B_3 ist u.a. am Kohlenhydrat- und Eiweißstoffwechsel beteiligt. Es hat auch für den Gehirnstoffwechsel, die Bildung der Magensalzsäure und die Durchblutungssteuerung große Bedeutung. Aber es kann noch viel mehr! Es ist wichtig für die Kollagenbildung der Haut, wirkt regulierend auf die Hautfeuchtigkeit und ist an der Pigmentbildung der Haut beteiligt. Ein Mangel dieses essentiellen Stoffes kann u. a. Depressionen und Angstzustände hervorrufen. Der empfohlene Tagesbedarf für Erwachsene liegt bei 10 bis 20 mg.

1 l Holundersaft enthält ca. 40 mg Niacin.

Der Durchschnittswert von Niacin in einem Liter Holundersaft liegt bei 40 mg.

Vitamin C (Ascorbinsäure)

Dieses Vitamin vor allem war es, das früher den Eroberern der Weltmeere fehlte. Wenn die Seeleute zu ihren langen Entdeckungsreisen aufbrachen, hatten sie nur getrocknete Lebensmittel an Bord; natürlich enthielten diese so gut wie keine Vitamine mehr. Der Mangel speziell an Vitamin C hatte eine tückische Krankheit, im Volksmund Schiffskrankheit, medizinisch Skorbut genannt, zur meist tödlichen Folge; ganze Schiffsmannschaften löschte diese Mangelerkrankung aus. Erst als man dazu überging, auch frischen Proviant an Bord zu nehmen, wie zum Beispiel Sauerkraut und Zitrusfrüchte, hielten sich die Fälle von **Skorbut** in Grenzen.

In unserer Wohlstandsgesellschaft müssen wir diese Krankheit zum Glück nicht mehr fürchten, dennoch sollte auf eine ausreichende Versorgung des Organismus mit Vitamin C geachtet werden. Es ist für das Bindegewebe und den Stoffwechsel wichtig und wirkt bei der Zusammensetzung der Blutfette und der Elastizität der Blutgefäße mit. Außerdem schützt es den Organismus vor allergischen Reaktionen auf Schadstoffe von außen – in der heutigen Zeit vermehrter Umweltbelastungen ein wesentlicher Grund, dem Körper ausreichend Vitamin C zukommen zu lassen!

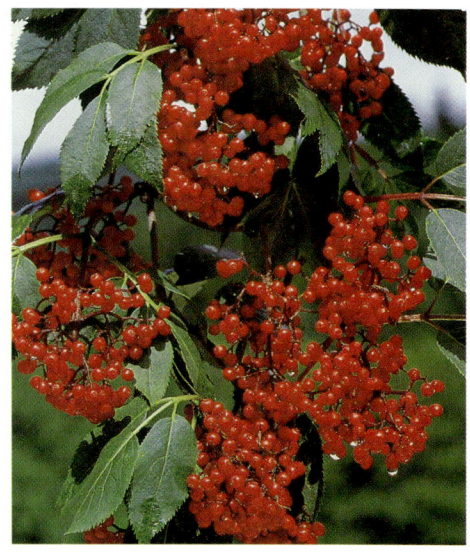

Holunderbeeren (hier: Traubenholunder) enthalten viele wichtige Vitamine.

Zudem hat es die Fähigkeit, einer weiteren Folge unserer einseitig bzw. fehlernährten Wohlstandszivilisation entgegenzuwirken: Es senkt den Cholesterinspiegel! Des weiteren kann das ebenfalls lebenswichtige Eisen erst unter Mithilfe von Vitamin C vom Körper aufgenommen werden.

Beachten Sie

Raucher und Menschen, die regelmäßig viel Alkohol trinken, haben einen erhöhten Vitamin-C-Bedarf.

Ein Vitamin-C-Mangel kann sich durch permanente Müdigkeit, Konzentrationsschwäche oder Zahnfleischbluten äußern. Auch die geistige Vitalität und die Leistungsfähigkeit können durch andauernden Mangel vermindert werden; Wunden heilen schlechter, und mit der Zeit können ernsthafte Immunschwächen auftreten.

Holunder ist ein wertvoller Vitamin-C-Spender.

Angesichts dieser vielen wichtigen Eigenschaften von Vitamin C ein Hoch auf den Holunder: Die reifen Beeren enthalten nämlich 18 mg pro 100 Gramm!

Kalium

Wer sich gesund, also möglichst vollwertig ernährt, hat einen Kaliummangel nicht zu befürchten. Problemfälle sind in der Regel die Anhänger von Fast Food, gestreßte Berufstätige, die sich meist unregelmäßig verköstigen, oder Schlankheitsfreaks, die auf einseitige, zum Teil gefährliche Diäten schwören. Regelmäßige Einnahme von Abführmitteln, bestimmten Tabletten gegen Herzbeschwerden, Kortisonpräparaten oder harntreibenden Mitteln kann ebenfalls zu Kaliummangel führen. Hier sollte auf eine regelmäßige Zufuhr – zum Beispiel über den Genuß diverser Holunderköstlichkeiten – geachtet werden. Auch viel Alkohol, Kaffee und Salz sind Kaliumräuber.

Kalium ist an der Muskel-, Herz- und Nervenarbeit beteiligt. Für die Aktivierung der Muskeln und Nerven ist ebenfalls Kalium erforderlich. Der Mineralstoff ist außerdem wichtig für die Regulierung des Wasserhaushaltes und die Steuerung der Körpersäfte. Kalium spielt als „Puffer" für den Säure-Basen-Haushalt eine Rolle; es aktiviert viele Enzymsysteme, unterstützt den Umwandlungsprozeß von Zucker in Energie und den „Vorratshaushalt" von Glykogen.

Kalium und Magnesium „arbeiten" quasi in einer Richtung zusammen, während die wasserbindende Wirkung von Natrium durch Kalium reguliert und somit die Bildung von Ödemen verhindert wird. Einen Überschuß an Kalium haben Sie nicht zu befürchten, denn fast 95 Prozent des über die Nahrung aufgenommenen Mineralstoffes werden durch Schweiß, Harn oder Stuhl wieder ausgeschieden.

Tip

Ein leichter Kaliummangel kann mit einer Holundersaftkur ausgeglichen werden. Ein Liter Holundersaft enthält im Durchschnitt immerhin 50 mg Kalium.

Kalzium

Was wären unsere Zähne und Knochen ohne den wertvollen Mineralstoff Kalzium! Er ist für ihre Härte und Festigkeit zuständig, außerdem neutralisiert er die Wirkung säurebildender Nahrungsmittel. Viele Enzyme sind auf die Unterstützung dieses Mineralstoffes angewiesen, um ihre vielseitigen Aufgaben im Organismus erfüllen zu können.

Weiterhin spielt Kalzium im gesamten Stoffwechsel eine wichtige Rolle und ist mitverantwortlich für die Blutgerinnung und Wundheilung. Circa ein Kilo dieses Mineralstoffes tragen wir täglich mit uns herum, davon sind bis zu 99 Prozent in den Knochen gelagert. Gerade Jugendliche in der Wachstumsphase und ältere Menschen benötigen ausreichend Kalzium, um Knochendeformationen (Rachitis!) oder Knochenschwund (Osteoporose!) vorzubeugen.

Beachten Sie

Der Organismus benötigt für eine optimale Aufnahme und Verwertung von Kalzium das fettlösliche Vitamin D_3, auch Calciferol genannt.

Dieses Vitamin ist als Vorstufe in etlichen Nahrungsmitteln enthalten und wird im Körper in Vitamin D umgewandelt. Migräne, Allergien, gebrochene Nägel oder extreme Querrillen in den Nägeln, Wadenkrämpfe in der Nacht oder Durchblutungsstörungen weisen nicht selten auf einen Kalziummangel hin. Sie sollten diese Hilferufe Ihres Körpers nicht mißachten! Auch durch zuviel Süßes kann ein Kalziummangel hervorgerufen werden. Frauen sollten beachten, daß sich der Kalziumbedarf vor der Menstruation erhöht. Auch während des Klimakteriums besteht ein vermehrter Bedarf.

In einem Liter Holundersaft sind im Durchschnitt 50 mg Kalzium, in 100 g Holunderbeeren circa 35 mg Kalzium enthalten.

Phosphor

Knochen und Zähne sind auch auf diesen essentiellen Mineralstoff dringend angewiesen. Viele Körperfunktionen können erst mit Hilfe von Phosphor in Gang kommen. Phosphor ist Baustein der Zellen und transportiert viele lebenswichtigen Substanzen durch die Zellmembran. Hier spielt das bekannte

Phosphatid Lecithin eine entscheidende Rolle. Wer unter geistigen und körperlichen Erschöpfungszuständen leidet, greift deshalb gerne auf Lecithin zurück. Phosphor und Kalzium arbeiten eng zusammen, zum Beispiel bei der Steuerung spezieller Hormone, die in der Nebenschilddrüse produziert werden.

Tip

Wenn Sie Ihrem Körper Phosphor zuführen möchten, sollten Sie sich an folgende Regel halten: Eisen, Aluminium und Phytinsäure vermindern die Aufnahme, Vitamin D und Parathormon verbessern die Aufnahme von Phosphor.

Parathormon, ein in den Nebenschilddrüsen produziertes Hormon, greift regulierend in den Phosphorhaushalt ein.

Ein Phosphormangel kann den Kalziumstoffwechsel negativ beeinflussen und Wachstumsstörungen oder Knochenverformungen verursachen. Ein Überschuß kann Aggressivität und Unkonzentriertheit fördern.

Da unser Körper nur etwa die Hälfte des in der Nahrung enthaltenen Phosphors aufnehmen kann, sollten Sie für eine ausreichende Versorgung mit diesem lebensnotwendigen Mineralstoff sorgen!

100 g Holunderbeeren enthalten ca. 57 mg Phosphor, ein Liter Holunderbeerensaft im Durchschnitt 0,5 g.

Gerbstoffe

Gerbstoffe sind wasserlösliche Substanzen, die zusammenziehend (adstringierend), reizmildernd, antimikrobiell und sekretionshemmend wirken.

Holundersaft enthält wesentlich mehr Gerbstoffe als andere Fruchtsäfte.

Sie werden in der Medizin u.a. bei Hämorrhoiden, zur äußerlichen Wundbehandlung und als Gegenmittel bei Schwermetallvergiftungen eingesetzt. In der Literatur zur Pflanzenkunde wird der hohe Gehalt an Gerbstoffen im Holundersaft immer wieder erwähnt.

Auf einen Liter gerechnet kommen etwa 4 mg! Zum Vergleich: Viele andere Fruchtsäfte enthalten pro Liter Saft lediglich 1 mg Gerbstoffe.

Holunder – ein Kraut für viele Fälle

An den Anfang dieses Kapitels sei gleich die eindringliche Warnung gestellt, die generell für Pflanzendrogen und also auch für den Holunder im speziellen gilt:

Vorsicht

Natürliche Wirkstoffe haben zwar im allgemeinen den wichtigen Vorteil, daß sie keine oder zumindest kaum Nebenwirkungen auslösen, doch sind sie keineswegs „harmlos".

Mitunter sind die pflanzlichen Stoffe bei falscher Verabreichung oder zu hoher Dosierung sogar aggressiver als ein synthetisches Produkt. Vergessen Sie deshalb ganz schnell die verbreitete Meinung, Pflanzendrogen könnten im schlimmsten Fall nichts bewirken, *„aber schaden kann's ja nicht ..."* – Seien Sie gewiß: Es kann!

Die in diesem Ratgeber empfohlenen Rezepte können Sie alle unbedenklich in Ihre Hausapotheke aufnehmen. Doch auch dies in aller Deutlichkeit: Die im Anschluß aufgelisteten Indikationen für einen therapeutischen Genuß von Holundertees, -säften etc. sind alle in die unangenehme, jedoch ungefährliche Abteilung der leichten gesundheitlichen Beschwerden einzuordnen.

Sobald es sich um chronische Befindlichkeiten handelt, sollten Sie unbedingt einen Arzt aufsuchen. Vielleicht rät auch er Ihnen zu einer begleitenden Holundertherapie, aber überlassen Sie ihm bei ernsthaften Beschwerden den Fahrplan für ihre Gesundheit!

Naturheilkundliche Aufbereitungsarten

Die therapeutische Kraft des Holunders können Sie mal tropfenweise, mal aus dem großen Pokal genießen oder auch im wahrsten Sinne des Wortes mit Haut und Haaren ausschöpfen. Hier die wichtigsten Aufbereitungsarten pflanzlicher Drogen:

Saft: Frischgepreßter oder auch im Reformhaus erhältlicher Holundersaft ist sicher die wohlschmeckendste Darreichungsform. Wichtig ist, daß Sie den selbstgewonnenen Saft so schnell wie möglich zu sich nehmen, denn je länger er steht, desto mehr verflüchtigt sich die Wirkkraft vieler Inhaltsstoffe.

Bei der für viele Indikationen sinnvollen heißen Aufbereitung des Saftes sollten Sie die wertvollen Ingredienzen möglichst nicht zu Tode kochen.

Als Saft oder Marmelade schmeckt Holunder besonders fein.

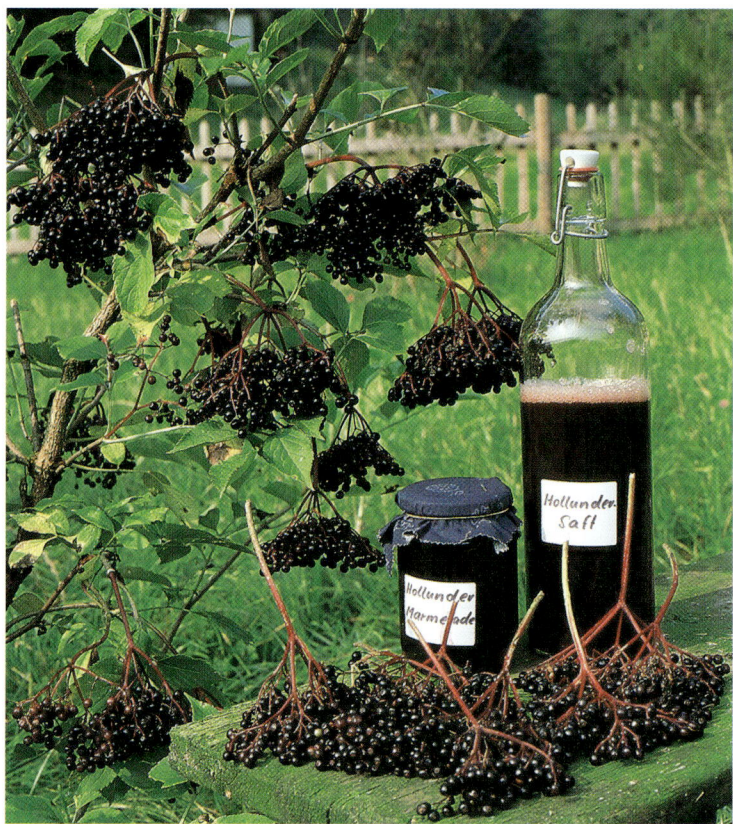

Mus: Diese ebenfalls aus den reifen Beeren hergestellte Variante ist schlichtweg ein sehr gesundes Schmankerl, das Sie selbst herstellen können. Hierzu werden die ganzen Beeren entweder wie zu einer Art Marmelade (auch dies übrigens eine gesunde Köstlichkeit) aufgekocht oder im rohen Zustand durchpassiert.

Wein: Die reifen Früchte werden mit Zucker angesetzt und zum Gären gebracht; schneller geht es natürlich, wenn Sie gleich etwas Alkohol dazugeben.

Dieses Getränk können Sie leicht selber herstellen, und es hat den großen Vorteil, daß es lange haltbar ist. Zu gesundheitlichen Zwecken reicht wohlgemerkt ein kleines Glas täglich von diesem herrlichen Gebräu – mehr wäre die „pure Genußsucht"!

Aufguß: Auf gut deutsch ist dies eine ganz normale Teezubereitung, d.h. die getrockneten Pflanzenteile werden mit kochendem Wasser übergossen und sollten fünf bis zehn Minuten ziehen, bevor der Tee abgegossen wird. Perfekt ist das Ganze, wenn Sie den Aufguß während des Ziehens in ein heißes Wasserbad stellen und ab und zu umrühren, damit sich das Wasser möglichst gut mit den Inhaltsstoffen der Droge sättigen kann.

Ein Holunderaufguß kann aus den getrockneten Blüten oder Früchten, der Rinde und der Wurzel hergestellt werden. Die beiden letzten Pflanzenteile sollten Sie sparsam verwenden und am besten mit anderen Früchte- oder Kräutertees kombinieren.

Selbstverständlich können Sie die einzelnen Pflanzenteile auch selbst trocknen, doch für größere Mengen empfiehlt es sich, in einen Kräuterladen zu gehen. Auf diese Weise können Sie sich auch gleich beraten lassen, welche Teemischungen in Ihrem Fall sinnvoll sind. Im übrigen ist ein Besuch dieser Läden meist ein Genuß. Ein guter Kräuterhändler legt auch Wert darauf, seine Ware aus biologisch gesundem Anbau zu beziehen. Die Holunderdrogen, die bei uns im Handel sind, kommen vorwiegend aus Ungarn und anderen osteuropäischen Nachbarländern.

Dekokt: Hierunter versteht man einen „wäßrigen Drogenauszug". Das heißt, die Pflanzenteile – Blätter, Blüten, Wurzel etc. – werden zunächst mindestens eine halbe Stunde, manchmal aber auch länger in kaltem Wasser angesetzt. Durch das Wässern werden die Inhaltsstoffe „aufgeschlossen", d.h. dem Körper für

Ein Holunderaufguß kann aus den getrockneten Blüten und Früchten, der Rinde oder der Wurzel hergestellt werden.

die Weiterverarbeitung zugänglich gemacht. Bei einem bloßen Überbrühen bleiben, je nach Ausgangsdroge, wichtige Substanzen oft ungenutzt.

Besonders gebräuchlich ist dieser Vorgang bei Drogen mit harter Konsistenz wie Wurzeln, Rinde oder Fruchtschalen. Den Auszug bringt man dann zum Sieden und läßt ihn ca. zehn Minuten ziehen, bevor der Tee abgegossen wird.

Destillat: Diese Aufbereitung sollten Sie dem Apotheker überlassen. Der Vorgang der Destillation verlangt spezielle Apparaturen: Die Flüssigkeit wird im ersten Schritt verdampft und in einer zweiten Abkühlungsphase kondensiert. Damit erreicht man zum einen die Reinigung einer Flüssigkeit, aber auch die Trennung einzelner Inhaltsstoffe. Der Sinn ist, wie beim Dekokt, die Substanzen zu erschließen und somit die spezielle Wirkung des Pflanzenstoffgemischs zu erhöhen.

Urtinktur: Viele bezeichnen jede pflanzliche Grundsubstanz, aus der ein Homöopathikum hergestellt wird, schon als Urtinktur. Exakt versteht der Homöotherapeut jedoch darunter den flüssigen Ausgangsstoff, der durch Auspressen frischer Pflanzenteile oder, wenn es sich um verholzte Teile handelt, durch einen alkoholischen oder wäßrigen Auszug gewonnen wird. Die Pflanzenheilkunde arbeitet meist mit der reinen **Essenz**, während die Homöopathie diese potenziert; die Indikationen können sich dabei durchaus verschieben.

Homöopathikum: Die eben beschriebene Urtinktur wird nun in aufeinanderfolgenden Schritten, 1:10 mit 90prozentigem Alkohol, teilweise auch destilliertem Wasser, „verschüttelt". Diese Verdünnung oder **Potenzierung** der Ursubstanz kann soweit gehen, daß von den eigentlichen Inhaltsstoffen nur noch verschwindende Spuren – in extremen Hochpotenzen nicht mehr nachweisbar – vorhanden sind. Die Wirkung dieser Hochpotenzen, da sollte man sich nicht täuschen, ist keineswegs „milder" als bei den gebräuchlichen Niedrigpotenzen (D1 bis D8).

Der Holunder ist zwar eine sehr gesunde, dabei jedoch kaum schädliche Pflanzendroge, doch andere wie zum Beispiel Weißdorn oder Fingerhut sollten auch in homöopathischer Aufbereitung nicht in leichtsinnigen Mengen eingenommen werden;

halten Sie sich in jedem Fall an die Packungsbeilage und an den Rat Ihres Arztes.

Essig: Essig ist grundsätzlich auch eine alkoholische Vergärung, denn die Herstellung verläuft ähnlich wie bei dem wohlschmeckenden Verwandten, dem Wein.

Holen Sie sich am besten ein Fläschchen aus der Drogerie oder der Apotheke. Holunderessig wird dort nicht als Salatwürze, sondern für äußerliche Einreibungen und Umschläge hergestellt!

Holunderessig wird für Umschläge verwendet oder dient zum Einreiben.

Tonicum: Zu verstehen ist darunter ein kräftigendes, die Gesundheit und generell das Immunsystem stabilisierendes Mittel (tonisch = stärkend). Die spezielle Zubereitung ist meist Geheimnis des Herstellers; viele naturheilkundlich orientierte Apotheken stellen selbst Pflanzentonica her.

Ätherisches Öl: Der Begriff Öl ist im Grunde mißverständlich, denn mit der fettigen Substanz, die wir als Oliven-, Sonnenblumen-, Nußöl kennen, haben diese ätherischen (flüchtigen) Pflanzeninhaltsstoffe nichts zu tun.

Man gewinnt sie in der Regel aus den einzelnen Pflanzenteilen durch Wasserdampfdestillation, Auspressen oder Extraktion mit Hilfe eines Lösungsmittels. Allen ätherischen Ölen gemeinsam ist, daß sie ein starkes, sehr spezifisches Aroma haben. Sie lösen sich gut in heißem Wasser auf, so daß einige einen durchaus wohlschmeckenden Tee-Ersatz liefern (z.B. Pfefferminzöl).

Der Holunder hat verhältnismäßig wenig ätherisches Öl (0,003 bis 0,14 %). Holunderöl wird daher selten pur angeboten, sondern taucht in der Regel als Zusatz bei anderen Phytopharmaka auf.

Holunderöl ist meist Bestandteil anderer Pflanzenheilmittel.

Welche Kräfte stecken im Holunder?

Am bekanntesten ist der Holunder zweifellos für seine **schweißtreibende** Wirkung. Daß man bei Erkältungen kräftig schwitzen soll, hat man ja schon als Kind gelernt. Aber was hat diese Wirkkraft mit all den anderen gesundheitlichen Beschwerden zu tun, bei denen der Holunder Hilfe verspricht? Auch seine **harntreibende** und **abführende** Wirkung läßt einen zunächst nur an unangenehme Stuhlgangprobleme denken. Ferner wirkt der Holunder **entzündungshemmend** und **schmerzlindernd** – das klingt schon greifbarer.

Um zu klären, warum drei, vier Hauptwirkungsweisen des Holunders eine ganze Liste von Indikationen (= Zuschreibung einzelner Krankheitssymptome) abdecken können, sei hier noch einmal ausführlich (siehe auch Homotoxikologie, Seite 41ff.) auf die medizinische Bedeutung körperlicher Reaktionen wie Schwitzen, verstärkter Harndrang etc. eingegangen:

Die Naturheilkunde versucht mit medikamentösen, aber auch mechanischen (z.B. Akupunktur, Schröpfen, Bäder) Verfahrensweisen, den kranken Organismus von Grund auf zu **entgiften.**

Als Gift werden alle den Organismus störenden Fremdsubstanzen angesehen. Sie können sowohl in Form von Umweltgiften oder Viren und Bakterien von außen eindringen, als auch durch krankhafte Stoffwechselprozesse im Körper selbst gebildet werden. Ein noch halbwegs stabiles Immunsystem wird sich nun gegen diese Gifte zur Wehr setzen. Oft ist eine Fieberattacke oder eine Entzündung – auch Pickel sind beispielsweise entzündliche Reaktionen des Körpers – der gezielte Angriff der Abwehrkräfte auf die Eindringlinge.

Menschen, die selten Fieber bekommen, sind keineswegs besonders gesund, sondern besitzen vielmehr ein „faules", eventuell krankhaft geschwächtes Immunsystem. Die zur Heilung führende Immunreaktion muß in diesem Fall oft mit Hilfe von Medikamenten in Gang gesetzt werden. Hierzu bedient sich die Naturheilkunde sehr häufig pflanzlicher Stoffe.

Ziel der Immunattacke ist es, die „besiegten" Gifte wieder auszuscheiden. Dies vollzieht der Körper in Form von Schweiß-, Eiter-, Schleim- oder Harnabsonderung.

Allgemein gilt

> Eine Pflanze wie der Holunder, die Schweißabsonderung und Entwässerung anregt, ist daher natürlich in allen Fällen, wo entgiftende, reinigende Prozesse zur Heilung wichtig sind, eine hervorragende Hilfe.

Über das Schwitzen wird zudem die **Körpertemperatur regu-liert**. Die für den Heilungsverlauf „gesunde" Temperaturerhö-hung braucht ein „Ventil", um nicht ins Gegenteil umzuschlagen und durch anhaltende Überhitzung den Organismus zu schädi-gen.

Für die allgemein **immunstimulierende** und stärkende Wirkung des Holunders ist das Zusammenspiel aller Inhaltsstoffe verant-wortlich. Holunder führt dem Stoffwechsel lebenswichtige Substanzen zu und unterstützt auf diese Weise die Heilung vieler Krankheiten, die auf Störungen dieses ausgeklügelten Systems zurückzuführen sind – beispielsweise, wenn der Organismus nicht mehr in der Lage ist, bestimmte Substanzen (Enzyme, Eiweiße, Vitamine, Mineralstoffe etc.) über einen intakten Stoff-wechsel umzusetzen.

Schließlich hat der Holunder auch eine **schmerz-** und **reizlin-dernde**, mitunter auch „beruhigende" Wirkung.

Wichtig

Holunder bietet viele hervorragende Möglichkeiten, den Heilungsprozeß zu unterstützen – nicht weniger, aber auch nicht mehr! Bei gravierenden, anhaltenden Beschwerden (beispielsweise über Tage währendes hohes Fieber, chroni-scher Husten etc.) müssen Sie auf jeden Fall den Arzt aufsu-chen. Denn in solchen akuten Fällen ist der Holunder bestimmt nicht das Mittel der Wahl. Er wird Ihnen nicht schaden, aber es wäre hier eine trügerische, eventuell gefähr-liche Hoffnung, sich auf eine reine Holundertherapie zu ver-lassen.

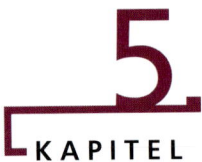

5.

KAPITEL

Holunder für die Gesundheit:
Indikationen
und Anwendung

Nun zu der breiten Palette gesundheitlicher Probleme, die durch den Holunder oft sehr wirkungsvoll und dabei noch genußvoll gelindert werden können. Die einzelnen naturheilkundlichen Ansätze treffen sich letztlich zwar weitgehend in ihren Indikationen, doch wählt der Homöopath seine Präparate unter einem etwas anderen Blickwinkel aus als der Phytotherapeut. So finden Sie im folgenden „Gesundheitsratgeber" denn auch die Indikationen entsprechend unterteilt.

Holunder in der homöopathischen Behandlung

Für den Homöopathen gelten neben den Richtlinien der „Arzneimittelbilder" vor allem die ganz individuellen Vorgaben des Patienten. Verordnet er ein Holunderhomöopathikum, dann aus der Überzeugung, daß die Wirkstoffe der Pflanze die Gesamtheit der physischen und psychischen Situation des Patienten ansprechen und zu ihrem harmonischen, gesunden Gleichgewicht führen. Für den nächsten Patienten, der zwar mit ganz ähnlichen Symptomen um Rat sucht, wird der Homöopath eventuell ein völlig anderes Präparat vorschlagen. So sind denn die nachstehenden Beschwerden im Sinne der Homöopathie nicht zwangsläufig mit Holunder zu kurieren.

Arzneimittelbild: Bezeichnend für das Arzneimittelbild des Schwarzen Holunders sind starke Schweißausbrüche, besonders kurz nach dem morgendlichen Erwachen, Schnupfen, Bronchialasthma, Heiserkeit sowie rheumatische Schmerzen der Muskeln und Gelenke, die sich durch Bewegung bessern.

Bei welchen Krankheiten wird Holunder eingesetzt?

Fieberhafte Erkältungskrankheiten und grippale Infekte

Das Übel bei Schnupfen, fiebrigen Erkältungen und einer Grippe, wie sie alle zwei bis drei Jahre kursiert, beschreibt der flapsige Spruch „mit Behandlung dauert es eine Woche, ohne sieben Tage" äußerst treffend.

Wenn man sich einen dieser verflixten Grippeviren (und es ist jedesmal ein anderer!) eingefangen hat, muß man einfach durch die Krankheit durch. Und es ist letztlich auch wesentlich besser, als die Symptome mit schweren Geschützen wie Antibiotika zu unterdrücken.

Schweißtreibende Präparate und Tees aus Holunder können jedoch Linderung verschaffen, indem sie den „Schritt nach vorne", also die Entgiftung durch die körpereigenen Abwehr fördern. Fieber, starkes Schwitzen, eitriger Auswurf (nichts anderes ist der Schnupfen- oder Hustenschleim) „entsorgen" die grippalen Giftstoffe.

Bei Fieber und grippalen Infekten fördern Holunderpräparate die Schweißbildung und damit die Entgiftung des Körpers.

Entzündungen der oberen Luftwege

Ursache kann eine Verkühlung oder eine Virusinfektion (meist der Grund für Erkältungs- und Grippesymptome) sein; auch chemische Reize (Umweltgifte, Ozon) oder Infektionskrankheiten wie Masern und Keuchhusten können zu einer Entzündung der Bronchien führen.

Als Symptome treten je nach Schweregrad der Entzündung Husten, Auswurf (schleimig bis eitrig), Schmerzen im Brustraum, erhöhte Temperatur, Rasselgeräusche beim Atmen auf.

Einen leichten Erkältungshusten hat jeder mal, aber Vorsicht: Sie sollten ihn auf keinen Fall „verschleppen". Mit einer chronisch gewordenen Bronchitis ist nicht zu spaßen. In dem Fall reicht auch eine Holundertherapie nicht mehr aus. Doch zu Beginn der Symptomatik können Holunderpräparate oder Komplexmittel mit Holunder eine gute Hilfe sein.

Störungen der Nierentätigkeit

Die Ursachen, warum die Tätigkeit der Nieren gestört ist, können vielfältig sein: Eine Erkältung oder eine Verkühlung der Harnwege kann zu Schwierigkeiten bei der Harnausscheidung führen, ebenso eine Narkose oder bestimmte Medikamente; Infektionskrankheiten wie Hepatitis könnten ebenfalls dahinterstehen.

Wichtig

> Bei anhaltenden Schwierigkeiten sollten Sie auf jeden Fall zum Arzt gehen.

Zunächst können Sie es aber mit einem sanft harntreibenden Holunderblütentee versuchen. Etwas stärker wirkt ein Tee aus der Attichwurzel oder -rinde. Hier sollten Sie vorsichtig dosieren; am besten mischen Sie mit anderen Pflanzen, denn eine zu starke Entwässerung kann ebenfalls zu Entzündungen der Niere führen.

Diabetes mellitus

Bei der Zuckerkrankheit oder Zuckerharnruhr handelt es sich um eine Glukose-Stoffwechselstörung, die verschiedene Formen annehmen kann. Der Arzt kann leicht anhand der erhöhten Blutzuckerwerte, Zuckerausscheidung im Harn und Insulinmangel die Diagnose stellen.

Typische Symptome sind auch extrem starke Harnausscheidung, Gewichtsabnahme, Müdigkeitserscheinungen, Potenz- oder Menstruationsstörungen. Die Krankheit kann erblich bedingt sein; inwieweit infektiöse und toxische Einflüsse oder auch gestörte Autoimmunprozesse zu einem Diabetes mellitus führen können, ist noch nicht eindeutig erwiesen.

Eine Behandlung mit homöopathischen Holunderpräparaten erklärt sich aus den genannten Symptomen: Holunder wirkt entgiftend, aber auch immunstimulierend und stärkend.

Ödeme (Wasseransammlungen im Gewebe)

Ein nach wie vor gängiger Begriff ist auch „Wassersucht". Sie äußert sich in Form von schmerz- und rötungsfreien Schwellungen, die sich durch eine Ansammlung wäßriger Flüssigkeit in der Haut oder in den Schleimhäuten bilden. Je nachdem, wo die

Schwellungen auftreten, kann der Arzt bereits Rückschlüsse auf die zugrundeliegende Schädigung ziehen. Häufig ist die Wassersucht Ausdruck einer Herzerkrankung oder auch einer Nierenstörung.

Eine entwässernde (harntreibende) Holunderkur gehört in der Naturheilkunde zu den begleitenden Therapiemaßnahmen. Doch muß selbstverständlich die zugrundeliegende Störung behandelt werden.

Eine Holunderkur unterstützt die Therapie, da sie entwässernd wirkt.

Homöopathische Präparate

Ein reines homöopathisches Holunderpräparat ist „Sambucus nigra". Hier werden die frischen Blätter und Blüten des Schwarzen Holunders zu gleichen Teilen verwendet. Im Handel sind die Urtinktur, Verdünnungen von D1 bis D4 sowie Ampullen mit Verdünnungen ab D3.

Wichtig

Dieses Präparat sollten Sie nur(!) nach ärztlicher Rücksprache einnehmen.

Im übrigen enthalten diverse Komplexmittel Holunder. Beispielsweise mischen sich in dem Hausmann Komplex 89 „Sambucus" (Infirmarius Rovit) Baldrian, Fliegenpilz, Salbei mit Holunder. Indikation dieses Präparats ist Nachtschweiß.

Im Komplexmittel Infi-Jaborandi der selben Firma ist statt Fliegenpilz Goldrute enthalten. Die ausgeschriebene Indikation erweitert sich hier um „Hitzewallungen, kalten Schweiß und übermäßiges Schwitzen"; für den Laien klingt das nach Spitzfindigkeiten, doch dem erfahrenen Homöopathen rundet es eventuell das Arzneimittelbild ab.

Diese Präparate sollen nur als Beispiel dienen. Da gerade die Homöopathen sehr individuell medikamentieren, wäre jede Empfehlung unsinnig.

Holunder in der Phytotherapie

Auch die Erkenntnisse der „modernen" Pflanzenheilkunde sowie der vorwiegend auf pflanzliche Heilmittel ausgerichtete Volksmedizin sprechen für die oben genannten Indikationen, werden daher hier nicht noch einmal ausführlich beschrieben.

Gelenk- und Muskelrheumatismus

Rheumatische Erkrankungen haben ein sehr breites Spektrum an Symptomen. Die Ursachen können unter anderem infektiös-toxisch sein; die Beschwerden reichen von ziehenden, oft starken Gelenk- und Muskelschmerzen, schmerzhaften Gewebe-entzündungen, rheumatischem Fieber bis zu für den Laien oft überhaupt nicht mit dem Begriff Rheuma in Zusammenhang zu bringenden körperlichen Schwächen wie Leistungsabfall, Augen-beschwerden u.v.m.

Durch kräftiges Schwitzen kann die Ausscheidung der Krankheitsgiftstoffe gefördert und eine gewisse Linderung der Beschwerden erreicht werden. Dabei darf man leider nicht auf eine spontane Besserung hoffen, doch ist eine Kur mit Holundertee und Holunderpräparaten als begleitende Therapie auf jeden Fall sinnvoll.

Wassereinlagerungen

Siehe Ödeme, Seite 66. Mögliche Ursache ist auch ein Lymph- oder Blutstau, der wiederum verschiedene Auslöser haben kann. Eine überwiegend stehende Tätigkeit kann beispielsweise zu leichten Thrombosen führen, die den Blutfluß einengen.

Holundertee regt die Ausleitung von Flüssigkeitsansammlungen auf milde Weise an.

Fiebrige grippale Infekte

Sehr gut helfen hier verschiedene schweißtreibende Tee-mischungen, die Sie auf den Seiten 76ff. finden. Und – wer krank ist, sollte sich wenigstens etwas verwöhnen dürfen – dort können Sie auf Seite 105 genau nachlesen, wie Sie sich einen Holundersekt brauen können, der (in Maßen getrunken) gleichzeitig allgemein stärkend wirkt. Natürlich ist auch purer heißer Holundersaft für eine Schwitzkur und als Vitaminstoß gut.

Vorbeugung

Der reiche Vitamingehalt des Holunders (Vitamine C, B_1 und B-Gruppe und das neuentdeckte Vitamin J) bietet eine hervorra-

gende Prophylaxe gegen Erkältungen, aber auch gegen Lungen-
entzündungen und Lungenschwächen.

Bronchialsekretstau

Siehe auch „Entzündung der oberen Luftwege", Seite 65. Auch
hier gilt das Prinzip der Entgiftung: Solange der aus der Entzündung resultierende Eiter nicht ausgestoßen werden kann,
können die Abwehrkräfte ihre ″Entrümpelung″ nicht zu Ende
bringen. Heißer Holundertee oder Holundersaft löst den Schleim
und verschafft damit spontane Erleichterung.

Erschöpfungszustände

Körperliche, geistige oder seelische Überlastung kann ebenso
Ursache für Erschöpfungszustände sein wie Symptom eines
durch Krankheit entkräfteten Organismus.

Tip

Horchen Sie in sich hinein, ob sie in letzter Zeit Raubbau mit
ihren Kräften getrieben haben, was die Mattigkeit erklären
würde. Wenn möglich, sollten Sie langsamer treten und ab
und an ein Gläschen Holundersekt (Rezept siehe Seite 105f.)
trinken, dann werden Sie wahrscheinlich bald wieder ihren
alten Unternehmungsgeist besitzen.

Wenn Ihnen jedoch kein Grund einfällt, wäre vielleicht mal ein
„Durchchecken" angesagt.

Mit intensiver Holunderkost können Sie jedoch nichts falsch
machen: Der Wein, aber auch Saft, Suppe oder Mus aus Schwar-
zem Holunder haben eine kräftigende Wirkung, und eventuell
hilft die reinigende Kraft des Holunders schon, kräftezehrende
Fremdstoffe auszuscheiden.

Appetitlosigkeit und Schlafstörungen gehören oft mit ins Bild.
Auch hier hilft Holunder, zu Saft, Wein oder Tonicum verarbeitet, erfahrungsgemäß sehr gut.

Nervöse Herz-Kreislauf-Beschwerden

Klären Sie unbedingt ab, ob die Beschwerden irgendwelche organischen Hintergründe haben. Vielleicht sind Sie im Moment

auch psychisch in der „Krise", haben Streß in der Arbeit? Oder das Wetter bringt Ihren Kreislauf durcheinander? In diesen Fällen kann der hohe Vitamn-B_1-Gehalt der reifen Holunderbeeren (mehr als in allen anderen Vitamin-B_1-haltigen Pflanzen) zur Normalisierung beitragen.

Asthmatische Erkrankungen

Vier bis fünf Prozent der Bevölkerung leiden unter Asthma; die Hintergründe sind allerdings sehr unterschiedlich, oft auch nicht eindeutig zu bestimmen. Chronische Atemnot und krampfartige Hustenanfälle können allergische, psychosomatische oder infektiöse Ursachen haben. Auslöser kann auch eine extreme Anstrengung oder berufsbedingtes permanentes Einatmen von chemischen Reizstoffen oder toxisch wirkenden Substanzen sein.

Erleichterung bringt ein Tee aus den Blüten des Schwarzen Holunders; sie enthalten die meisten Wirkstoffe und lindern zumindest die Symptome.

Darmkrämpfe

Wieder reicht das Ursachenspektrum von leicht bis schwer. Bei anhaltenden Krampfzuständen ist dringend ein Arzt aufzusuchen; möglicherweise ist Ihnen jedoch auch nur der genußreiche Vorabend nicht bekommen. **Blähungen** können beispielsweise starke Schmerzen auslösen, und dies nicht nur im Darmbereich.

Tee aus Holunderwurzeln oder -rinde wirkt als mildes Abführmittel.

Die mild abführende Wirkung einer Teemischung mit Holunderwurzeln oder -rinde löst das Übel eventuell schnell und problemlos. Ein Dekokt aus den Blättern des Schwarzen Holunders wirkt sowohl abführend wie schmerzlindernd. Selbst eine Holundermarmelade kann ein adäquater Frühstücksaufstrich bei harmlosen Magen-Darm-Beschwerden sein.

Entfettungsdiät

Die harntreibende und abführende Wirkung des Holunders kann bei verschiedenen Beschwerden hilfreich sein, so auch zur Unterstützung einer Entfettungsdiät. Allzu „gewichtige" Menschen belasten Herz und Kreislauf über die Maßen.

Oft gehört das Problem auch in den Bereich der Psychosomatik: Krankhaftes Eßverhalten ist ebenso eine Sucht wie das andere

Extrem, die totale Verweigerung der Nahrungsaufnahme. Hinter den Fettpolstern verstecken sich vielfach tiefgreifende seelische Probleme.

> **Beachten Sie**
>
> Zu klären ist auf jeden Fall, ob die Körperfülle Resultat andauernder Fehlernährung ist, eine Stoffwechselstörung zugrunde liegt oder hormonell-genetische Ursachen vorhanden sind.

Da die Heilung der Ursachen so oder so meist eine langwierige Angelegenheit ist, Übergewicht aber auch weitere gesundheitliche Probleme nachsichziehen kann, sollte eine ärztlich überwachte Reduktionsdiät durchgeführt werden. Abführende und entwässernde Maßnahmen sind sinnvoll, dürfen jedoch keinesfalls übertrieben werden!

Rinde und Wurzeln des Holunders enthalten ein Harz, das besonders harntreibende und abführende Wirkung besitzt.

> **Vorsicht**
>
> Bei der Einnahme von größeren Mengen können Nebenwirkungen wie starker Durchfall, Magen-Darm-Katarrhe oder sogar Nierenentzündungen auftreten.

Masern, Scharlach

Bei diesen Virusinfektionen macht man sich vor allem die schweißtreibende Wirkung (Holunderblüten enthalten einen hohen Anteil an Saponinen, welche die Schweißdrüsentätigkeit aktivieren) eines Holundertees zunutze. Neben der allgemeinen Entgiftung über den Schweiß beschleunigt das Schwitzen auch das Hervortreten der „Hautblüten" (Effloreszenzen) und damit den Verlauf der Krankheiten.

Beide gehören zu den „Kinderkrankheiten", die man nicht gewaltsam unterdrücken sollte, da sie im Erwachsenenalter wesentlich gefährlichere Formen annehmen können. Überdies bedeuten Krankheiten für Kinder nicht nur ein wichtiges Training des „lernfähigen" Abwehrsystems, sondern auch einen seelischen Entwicklungsprozeß.

Lungenentzündung

Unter anderem können eine verschleppte Bronchitis oder Angina zu einer Entzündung der Lungenflügel führen. Gefährdet sind auch ältere, bettlägerige Menschen, die meist eine extrem flache Atmung haben. Als weiteres Krankheitsbild von vielen sei hier nur noch die Lungentuberkulose genannt.

Die Pflanzenheilkunde nutzt bei Erkrankungen der Lungen sowohl die entzündungshemmende und entgiftende Wirkung der Holunderblüten wie die vitaminreichen, kräftigenden Beeren des Schwarzen oder Roten Holunders als begleitende und lindernde Therapeutika.

Die gelben Blüten des Trauben-holunders unterstützen die Behandlung von Lungenerkrankungen.

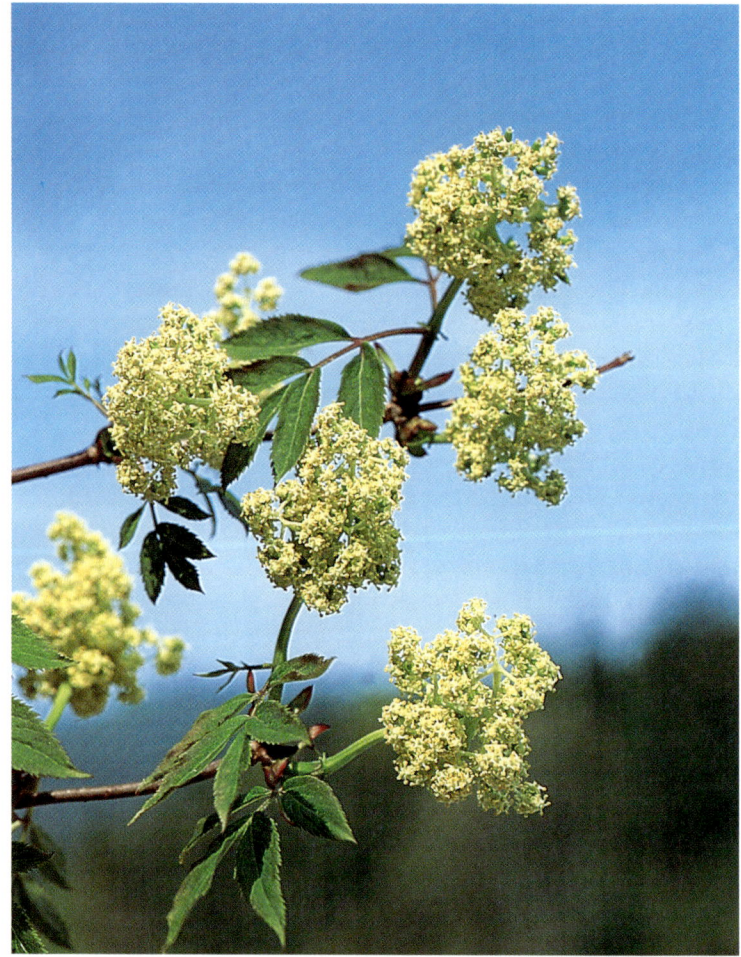

Neuralgien

Darunter versteht man ganz allgemein Schmerzattacken, die auf den Bereich eines bestimmten Nervs beschränkt sind. Mitunter sehr schmerzhafte Beispiele sind Gesichtsnervenentzündungen (Trigeminus-Neuralgie) oder Ischias (Ischialgie = Nervenschmerzen in Hüfte und Hüftgelenken; Ursache kann eine Wirbelsäulenerkrankung, auch eine Nervenentzündung aufgrund einer Infektionskrankheit sein).

Je nach Ursache der Symptome kommen sicher verschiedene Wirkungsweisen des Holunders zum Tragen, erwiesen ist jedoch, daß Vitamin B$_1$ eine sehr günstige Auswirkung auf neuralgische Schmerzen hat.

Hexenschuß (Lumbago)

Ursache dieser meist ohne Vorwarnung auftretenden Lendenschmerzen können Bandscheibenschäden, Wirbelverletzungen, aber auch Rückenmarkstumoren sein. Da sich die Bandscheiben nun mal im Laufe unseres Lebens abnutzen, kennen viele ab einem gewissen Alter so eine schmerzhafte Attacke, die einen für Momente fast bewegungsunfähig macht. Also nicht gleich das Schlimmste annehmen!

Hier tut wie bei den oben genannten Nervenschmerzen eine Holunderbeerenkur gut. Abwechslungsreiche Rezepte finden sie im letzten Teil dieses Buches (siehe Seite 75ff.).

Cellulite

Ein überwiegend weibliches Problem – als Krankheit sollte man es wirklich nicht betrachten –, da das Bindegewebe der Frauen wesentlich lockerer „gestrickt" ist. Eine sinnvolle Vorsorge der Natur, um die extreme Ausdehnung der Haut während einer Schwangerschaft zu ermöglichen, aber leider auch der Grund, daß viele Frauen sich vor allem an den Oberschenkeln mit dem kosmetischen Problem der „Orangenhaut" herumplagen. Das „ausgeleierte" Unterhautgewebe ist nicht mehr in der Lage, die darunterliegenden Fettzellen straff im Zaum zu halten. „Fettkugeln" dringen durch die geschädigte Gewebestruktur nach oben, und dadurch entsteht das bekannte unebenmäßige Hautbild.

Abnehmen hilft hier nur sehr bedingt, denn die Fettzellen sind bereits in der Kindheit angelegt, aber regelmäßige Zufuhr

Holunder enthält Vitamin J, welches das Bindegewebe kräftigt.

von Vitamin C_2 (= Vitamin J) stärkt das Bindegewebe. Ein Grund mehr, Holunder in den Speiseplan der ganzen Familie aufzunehmen.

Blutreinigende „Frühjahrskur"

Darunter versteht man eine sinnvollerweise im Frühjahr durchzuführende Entschlackung mit Hilfe von harntreibenden und verdauungsfördernden Präparaten, wofür sich verschiedene Teemischungen mit Holunder anbieten. Eine solche Kur kann die allgemeinen Abwehrkräfte stärken und ist sozusagen der ab und an fällige „Hausputz". Aber übertreiben sollte man die Reinigung nicht!

Umweltschäden

Ein breites Feld, das sich leider immer weiter ausweitet. Umweltgifte, für die der Mensch direkt oder indirekt (biologische und atmosphärische Umwandlungsprozesse einzelner Substanzen, klimatische Veränderung etc.) verantwortlich ist, können zellschädigende Wirkung haben, Allergien verursachen und gravierende Schäden im Stoffwechsel hervorrufen.

Man kann nur versuchen, dem Körper soviel wie möglich stärkende und schützende Substanzen zukommen zu lassen. Ein wichtiger Mitstreiter ist wiederum das Vitamin J; es schützt direkt vor Zellentartung und allergischen Reaktionen und steigert zudem die Wirkung von Vitamin C. Ein Beispiel, wie sinnvoll es sein kann, die Inhaltsstoffe verschiedener Heilpflanzen zu kombinieren.

Der Holunder versorgt uns in diesem Fall jedoch gleich selbst mit beiden Substanzen.

Äußerliche Entzündungsherde und Schwellungen

Grund kann ein Insektenstich, eine Hautunreinheit, eine leichte Verletzung, Prellung etc. sein.

Hier können Umschläge mit Attichblättern lindernd wirken und die Heilung beschleunigen.

Tip

Mischen Sie Blätter des Schwarzen Holunders mit Leinöl, das ergibt ein gutes Insektizid.

Teemischungen gegen verschiedene Beschwerden

Das Bundesgesundheitsamt empfiehlt **Holunderblütentee** als schweißtreibendes Mittel speziell bei Erkältungskrankheiten.

Alle zugelassenen, im Handel befindlichen Phytopharmaka müssen folgende Packungsbeilage haben:

Packungsbeilage Holunder- blütentee

- **Anwendungsgebiete**
  Schweißtreibendes Mittel bei der Behandlung von fieberhaften Erkältungskrankheiten.
- **Dosierungsanleitung** und **Art der Anwendung**
  Etwa 2 Teelöffel (3 bis 4 g) Holunderblüten werden mit siedendem Wasser (ca. 150 ml) übergossen und nach etwa fünf Minuten durch ein Teesieb gegeben. Soweit nicht anders verordnet, werden mehrmals täglich, besonders in der zweiten Tageshälfte, 1 bis 2 Tassen frisch bereiteter Teeaufguß so heiß wie möglich getrunken.
- **Hinweis**
  Vor Licht und Feuchtigkeit geschützt aufbewahren.

Diese Standardzulassung ist guten Gewissens durch die lange Tradition der Pflanzenheilkunde um diverse Anwendungen und Variationen zu erweitern.

Holunder-Teemischungen unterstützen nicht nur den Heilungsprozeß bei fiebrigen Erkältungen, auch bei den verschiedenen Formen grippaler Virusinfekte sowie bei Verdauungsbeschwerden (Blähungen), Kreislauf- und Stoffwechselproblemen sind sie ein probates Hausmittel.

Oft ist es sinnvoll, das Substanzgemisch des Holunders mit weiteren Inhaltsstoffen anderer Pflanzen zu kombinieren – abgesehen davon ist es ganz angenehm, bei einer längeren Teekur den Geschmack zu variieren.

Im Anschluß nun also einige Mischungen, deren Wirkstoffe sich vom medizinischen Standpunkt aus hervorragend ergänzen.

Beachten Sie

Für alle Teemischungen gilt die Faustregel:
- 2 bis 3 Teelöffel mit 1/4 Liter Wasser aufbrühen
- fünf bis zehn Minuten ziehen lassen
- abseihen.

Für die „Süßen" empfiehlt sich ein Löffel Akazienblütenhonig als Dreingabe; es ist nicht nur gesünder als Zucker, sondern schmeckt auch wesentlich besser.

Grippale Infekte und Erkältungssymptome

Hier wirken verschiedene Teemischungen. Sie schmecken nicht nur angenehm, sondern fördern das Ausschwitzen von Giftstoffen aus dem Körper.

Der Klassiker

- Brühen Sie 2 TL Holunderblüten mit 1/4 l kochendem Wasser auf.
- Lassen Sie das Ganze fünf Minuten lang abgedeckt ziehen.
- Anschließend süßen Sie mit 1 EL Sanddornsaft pro Tasse.

Gerade Kinder mögen diesen Tee besonders gern! Sie können aber auch verschiedene andere Heilpflanzen mit den Holunderblüten kombinieren:
- Mischen Sie 25 g Lindenblüten, 25 g Holunderblüten, 20 g Weidenrinde, 20 g Hagebutten mit Kernen, 10 g feingeschnittene Pomeranzenschalen.

- Brühen Sie 2 bis 3 Teelöffel mit 1/4 Liter Wasser auf.
- Lassen Sie das Ganze fünf Minuten lang abgedeckt ziehen und seihen Sie dann ab.

Als Mischungen können Sie folgende Alternativen verwenden:
- 25 g Lindenblüten
- 25 g Holunderblüten
- 20 g Weidenrinde
- 20 g Hagebutten mit Kernen
- 10 g feingeschnittene Pomeranzenschalen

- 15 g Holunderblüten
- 15 g Hagebutten mit Kernen
- 15 g Malvenblüten

Diese Mischung stellt einen idealen Wintertee dar:
- 10 g Holunderblüten
- 30 g Hagebutten mit Kernen
- 10 g Lindenblüten

Speziell für die Nacht empfiehlt sich:
- 10 g Holunderblüten
- 10 g Hagebutten mit Kernen

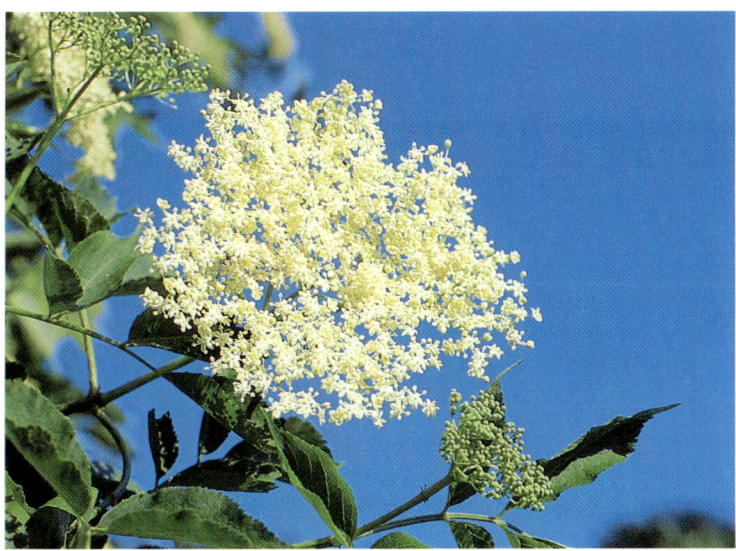

Teemischungen mit Holunderblüten stärken hervorragend die körpereigenen Abwehrkräfte.

- 10 g Kamillenblüten
- 10 g Hopfenblüten
- 10 g Huflattichblätter
- 10 g Malvenblüten

Wenn der Virus im Anflug ist, sollten Sie zur Vorbeugung diese Mischung trinken:
- 10 g Holunderblüten
- 15 g Brombeerblätter
- 20 g Hagebutten mit Kernen
- 25 g Lindenblüten
- 15 g gestoßene Fenchelfrüchte

Trinken Sie über den Tag verteilt vier Tassen. Je nach Geschmack können Sie diese Teemischung mit Sanddornsaft oder frisch gepreßtem Zitronensaft variieren.

Ideal bei Husten:
- 15 g Holunderblüten
- 15 g Thymiankraut
- 15 g Huflattichblätter
- 10 g gestoßene Fenchelfrüchte
- 25 g Lindenblüten

Trinken Sie mehrmals am Tag eine Tasse.

Zur Beruhigung der Atemwege:
- 30 g Holunderblüten
- 5 g gestoßene Fenchelfrüchte
- 25 g Huflattichblätter

Trinken Sie mehrere Tassen über den Tag verteilt, und zwar möglichst heiß.

oder:
- 30 g Holunderblüten
- 20 g Pfefferminzblätter
- 40 g Lindenblüten

oder:
- 30 g Holunderblüten
- 30 g Kamilleblüten
- 30 g Lindenblüten

Zur Stärkung der Abwehrkräfte:
- 10 g Holunderblüten
- 5 g gestoßene Fenchelfrüchte
- 10 g Hagebutten mit Kernen
- 10 g Hibiskusblüten
- 10 g Lindenblüten

Bevor Sie den Tee abgießen, lassen Sie ihn ausnahmsweise ruhig 15 Minuten ziehen. Trinken Sie mehrere Tassen über den Tag verteilt, und zwar möglichst heiß.

Diese Teemischung schmeckt nicht nur ausgezeichnet, sondern besticht auch optisch durch eine wunderschöne Farbe. Sie ist ein richtiger Vitamin-C-Stoß!

oder:
- 10 g Holunderblüten
- 5 g Erdbeerblätter
- 10 g Hagebutten mit Kernen
- 10 g Lindenblüten
- 15 g Melissenblätter
- 5 g Brombeerblätter

Trinken Sie je nach Lust und Laune eine oder mehrere Tassen am Tag. Der Tee stärkt die Abwehrkräfte und beugt Erkältungskrankheiten vor.

Wenn Sie das Grippefieber beutelt, empfiehlt sich die folgende Mischung:
- 25 g Holunderblüten
- 20 g Wermutkraut
- 30 g Kamilleblüten
- 25 g Lindenblüten

Variieren Sie mit Sanddornsaft, frisch gepreßtem Orangensaft oder Akazienblütenhonig. Trinken Sie Über den Tag verteilt 3 bis 4 Tassen.

oder:
- 30 g Holunderblüten
- 25 g Mädesüßkraut
- 20 g Thymiankraut
- 25 g Augentrostkraut

Trinken Sie mehrere Tassen am Tag.

Besonders bei fieberhaftem Infekt mit Atemwegsentzündung ist diese Mischung angezeigt:
- 10 g Holunderblüten
- 10 g Fieberkleeblätter
- 10 g Kamillenblüten
- 10 g Thymiankraut
- 10 g Augentrost
- 10 g Melissenblätter
- 10 g Tausendgüldenkraut

Trinken Sie mehrere Tassen über den Tag verteilt.

oder:
- 30 g Holunderblüten
- 30 g Mädesüßkraut
- 30 g Lindenblüten

Trinken Sie täglich drei Tassen, bis das Fieber abklingt.

oder:
- 40 g Holunderblüten
- 30 g Weidenrinde
- 30 g Thymiankraut

Trinken Sie ca. 3 Tassen am Tag.

oder:
- 30 g Holunderblüten
- 30 g Lindenblüten
- 10 g Pomeranzenschalen (fein geschnitten)
- 10 g Kamillenblüten
- 20 g Lindenblüten

Mit etwas Sanddornsaft, frisch gepreßtem Orangensaft oder Akazienblütenhonig schmeckt dieser Tee besonders gut.

oder:
- 10 g Holunderblüten
- 10 g Augentrostkraut
- 10 g gestoßene Fenchelfrüchte
- 20 g Hagebutten mit Kernen

Genießen Sie Ihren Tee möglichst heiß (vor allem in der akuten Krankheitsphase) und in kleinen Schlucken. Direkt vor dem Schlafengehen kommt die Wirkung besonders gut zum Tragen.

Wenn Sie die Grippe so richtig erwischt hat, legen sie sich möglichst auch unter Tag nach der Teezeremonie gleich wieder ins Bett und wickeln Sie sich warm in eine Decke ein: Schwitzkur pur!

Alle schweißtreibenden, vorwiegend bei Erkältungskrankheiten und grippalen Infekten sinnvollen Teemischungen können Sie unbedenklich mehrmals über den Tag verteilt zu sich nehmen.

Zur **Vorbeugung** können alle Tees auch lauwarm getrunken werden. Dies ist gerade im Sommer sinnvoll, denn   vorerst geht es vor allem darum, dem Körper die immunstabilisierenden Inhaltsstoffe der Pflanzen zugänglich zu machen, und weniger um die entgiftende, schweißtreibende Wirkung der Teekur.

> Zur Vorbeugung können Sie alle Tees auch lauwarm trinken.

Keuchhusten

- 15 g Holunderblüten
- 15 g Thymian
- 10 g Anis
- 10 g Salbeiblätter

- Geben Sie 2 Teelöffel dieser Teemischung in 1/4 l kaltes Wasser und lassen das Ganze ca. 3 Stunden ziehen.
- Dann kochen Sie kurz auf, lassen den Tee 10 Minuten abgedeckt ziehen und seihen durch ein Teesieb ab.
- Trinken Sie davon über den Tag verteilt 3 bis 4 Tassen, möglichst heiß und in kleinen Schlucken!

Verstopfung

Die folgenden Teemischungen werden vor allem wegen ihrer **krampflösenden Wirkung** eingesetzt. Bei Darmverschluß, Schwangerschaft oder entzündlichen Darmerkrankungen sollte der Tee nur unter ärztlicher Anweisung genossen werden.

Trinken Sie morgens und abends eine Tasse. Abends ist es am wirksamsten, den Tee direkt vor dem Einschlafen zu genießen.

- 10 g Holunderblüten
- 15 g gestoßene Fenchelfrüchte

- 10 g Süßholzwurzel
- 15 g gestoßene Anisfrüchte

■ Überbrühen Sie 3 Teelöffel dieser Kräutermischung mit 1/4 l kochendem Wasser.
■ Lassen Sie das Ganze abgedeckt 10 Minuten ziehen.
■ Zuletzt seihen Sie durch ein Sieb ab.

Zur milden Darmreinigung:
- 20 g Holunderblüten
- 10 g Süßholzwurzel
- 20 g Sennesfrüchte
- 20 g gestoßene Anisfrüchte

Trinken Sie morgens und abends direkt vor dem Einschlafen jeweils eine Tasse. Dieser Tee dient zur milden Darmreinigung, z.B. vor einer Diät.

Für Kinder unter 12 Jahren ist diese Teemischung nicht geeignet!

oder:
- 25 g Holunderblüten
- 15 g Kamilleblüten
- 10 g Sennesblätter
- 5 g gestoßene Fenchelfrüchte

Trinken Sie morgens und abends direkt vor dem Einschlafen jeweils eine Tasse. Dieser Tee regt den Darm an, seine normale Tätigkeit wieder aufzunehmen, z.B. nach einer Operation oder einer Diät.

Für Kinder unter 12 Jahren ist diese Teemischung nicht geeignet!

Sanfte Entwässerung (zur Anregung des Stoffwechsels und der Nierentätigkeit)

Die besonders stark entwässernden Wurzel- und Rindentees, die speziell vom Attich (Zwergholunder) angefertigt werden, sollten möglichst nicht pur und am besten in Absprache mit dem Arzt getrunken werden. Bei häufigerem Genuß kann es eventuell zu Nierenentzündungen kommen!

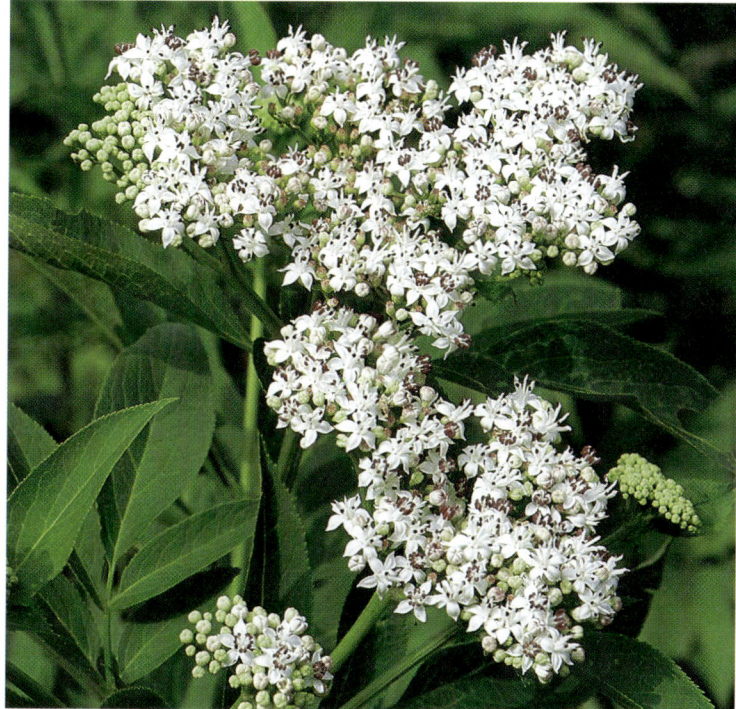

Die Blüten des Zwergholunders eignen sich besonders für Teemischungen, die zur Entschlackung eingesetzt werden.

Hervorragend zur Entwässerung eignet sich diese Mischung:
- 15 g Holunderblüten
- 10 g Ackerschachtelhalmkraut
- 10 g Brennesselblätter
- 15 g Pfefferminzblätter

Je nach Geschmack können Sie diesen Tee gut mit Akazienblütenhonig oder Sanddornsaft verfeinern. Trinken Sie täglich drei Tassen! Damit sich die Wirkung voll entfalten kann, sollten Sie diese Kur mindestens einen Monat lang durchführen.

oder:
- 15 g Holunderblüten
- 15 g Mateblätter
- 10 g Birkenblätter
- 10 g Kamilleblüten
- 10 g Brennesselblätter

Trinken Sie 3 Tassen über den Tag verteilt. Die Nieren und der gesamte Stoffwechsel profitieren davon!

Erste Hilfe mit Holunder

Auflage bei kleineren Brandwunden und Hämorrhoiden

Dieses Rezept stammt aus dem medizinischen Schatzkasten der Volksheilkunde (die jeweilige Menge richtet sich danach, wieviel Brei benötigt wird).

Sie benötigen

– Frisch gepflückte Holunderblätter
– Frischmilch

So wird's gemacht

- Zerquetschen Sie die Holunderblätter mit einer Gabel und geben Sie sie in die Frischmilch.
- Lassen Sie das Ganze kurz aufkochen und zerstampfen Sie die Blätter so lange, bis ein dicker Brei entsteht.
- Anschließend lassen Sie den Brei erkalten.
- Geben Sie nun diesen Brei auf die zu behandelnden Körperstellen und lassen Sie ihn möglichst über Nacht einwirken.

Das hilft bei Ohrenschmerzen

Ohrenschmerzen sind, da sie den sehr empfindlichen Kopfbereich betreffen, eine äußerst unangenehme Angelegenheit und sollten auf jeden Fall vom Arzt behandelt werden!

Als „Notpflaster", bis Sie einen Arzt aufsuchen können, folgender Tip: Träufeln Sie einige Tropfen warmen Holunderblütentee ins Ohr und legen Sie etwas Watte darüber.

In den meisten Fällen bewirkt diese Maßnahme ein schnelles Abklingen der Schmerzen.

Vorsicht

Die Flüssigkeit darf nicht zu heiß sein!

Das hilft bei Zahnschmerzen

Zahnschmerzen treten meist dann auf, wenn man ihnen so richtig ausgeliefert ist – an Feiertagen, am Wochenende oder im Urlaub. Natürlich muß man in so einem Fall zum Zahnarzt, aber um die Zeit zu überstehen, können Sie folgendes Rezept versuchen:

■ Nehmen Sie einen Schluck warmen Holunderblütentee und behalten Sie das Getränk möglichst lange im Mund. Das können sie, je nach Bedarf, beliebig oft wiederholen.

Kosmetik und Ästhetik

Natürlich schön – auch dabei unterstützt Sie der Holunder dank seiner vielfältigen Einsatzmöglichkeiten:

Holunder-Gesichtswasser

Es eignet sich hervorragend zur Gesichtsreinigung. Es zeigt lindernde, leicht adstringierende Wirkung und soll auch Hautflecken verringern.

Geben Sie einige Tropfen davon morgens und abends auf einen Wattebausch und reinigen Sie mit leicht kreisenden Bewegungen Gesicht und Hals. Erst nach dem Reinigungsvorgang wird mit leichtem Druck eine pflegende Creme einmassiert!

Das Holunder-Gesichtswasser läßt sich sehr leicht selbst herstellen. Sie sollten allerdings die Flasche im Kühlschrank aufbewahren.

– 400 g frische gepflückte Holunderblüten
– 1 l stilles Mineralwasser (ohne Kohlensäure)
– Saft von zwei ungespritzten Zitronen

Sie benötigen

■ Schütteln Sie die Holunderblüten gut aus, brausen Sie sie vorsichtig ab und entstielen Sie sie.
■ Die Blüten geben Sie zusammen mit dem Mineralwasser in einen Topf und lassen sie kurz aufkochen, dann ca. drei Minuten köcheln.
■ Nehmen Sie anschließend den Topf vom Herd und lassen Sie das Ganze über Nacht ziehen.
■ Am anderen Morgen seihen Sie ab und füllen das Gesichtswasser in eine sauber gespülte dunkle Glasflasche, die Sie nach dem Benutzen immer wieder gut verschließen sollten!

So wird's gemacht

Gesichtsdampfbad

Wer an unreiner Haut leidet, sollte sich angewöhnen, einmal pro Woche seiner Haut etwas wirklich Gutes zu tun.

Hier ist ein Holunder-Gesichtsdampfbad besonders zu empfehlen. Es wirkt reinigend, und die Inhaltsstoffe können tief in die Haut eindringen, da durch den Dampf die Hautporen geöffnet werden.

Sie benötigen

– Ein großes sauberes Handtuch
– Einen Kochtopf
– 1/8 l Holunder-Gesichtswasser (siehe oben)

So wird's gemacht

■ Lassen Sie das Gesichtswasser in einem Topf kurz aufkochen, stellen Sie den dampfenden Kochtopf auf einen Tisch und setzen Sie sich bequem davor.

■ Nun beugen Sie das Gesicht über den Topf und breiten das Handtuch wie ein Zelt über Kopf und Kochtopf, so daß kein Dampf mehr entweichen kann. Aber Vorsicht! Gerade am Anfang kann der Dampf noch sehr heiß sein.

■ Sobald der Dampf nur noch lauwarm ist, können Sie wieder „auftauchen". Mit dem Handtuch tupfen Sie dann vorsichtig das Gesicht ab, massieren eine pflegende Creme ein und gönnen sich etwas Ruhe.

Mückenschutz

Wenn Sie an heißen Sommertagen lästige Mücken erfolgreich abwehren wollen, sollten Sie einen Aufguß aus Holunderblättern bereiten. Geben Sie etwas von dieser Flüssigkeit auf einen Wattebausch und befeuchten Sie sich damit Gesicht, Arme und Beine.

Fußbad

Wer einen stehenden Beruf ausübt, weiß nur zu gut, wie am Abend oft die Füße angeschwollen sind und vor Überanstrengung schmerzen.

Auch bei diesen Beschwerden können Sie sich an den guten „Holundergeist" wenden. Probieren Sie das Holunderblüten-Fußbad einmal aus.

- 6 frisch gepflückte Holunderblütendolden
- 4 EL frische Pfefferminzblätter
- 1 l Wasser

■ Schütteln Sie die Holunderblütendolden sorgfältig aus und geben Sie sie zusammen mit den Pfefferminzblättern in einen Topf.

■ Lassen Sie das Ganze kurz aufkochen, dann seihen Sie ab.

■ Dieser Sud ist die Grundlage für das Fußbad und kann, je nach gewünschter Menge, noch mit etwas Wasser gestreckt werden.

■ Das Fußbad wird lauwarm durchgeführt, wobei das Bad nicht länger als 15 Minuten dauern sollte.

Gefärbte Wolle

Zum Schluß diese „Nothilfe" im übertragenen Sinne – nämlich gegen Langeweile, oder wenn Ihnen partout kein Geschenk für die Freundin einfällt. Wolle nach eigenen Farbvorstellungen mit natürlichen Mitteln zu färben war für unsere Großmütter nichts Besonderes. Heute macht es ganz einfach Spaß, sich etwas ganz Individuelles zu schaffen und dabei noch die Sicherheit zu haben, daß es ein **Naturprodukt** ist.

- 1 kg frisch gepflückte Holunderblätter
- Wasser
- 100 g Alaun
- 500 g Wolle
- 1/8 l Weißweinessig
- Etwas Kernseife

■ Legen Sie die Holunderblätter über Nacht ins Wasser.

■ Am nächsten Tag lassen Sie sie ca. 60 Minuten köcheln. Achten Sie darauf, daß immer etwas Wasser im Topf ist. Falls notwendig, muß Wasser nachgegossen werden.

■ Anschließend seihen Sie den Sud ab und drücken das restliche Wasser aus den Blättern heraus.

■ Nun lösen Sie den Alaun in kochend heißem Wasser auf, legen die Wolle hinein und geben soviel Wasser dazu, bis die Wolle reichlich bedeckt ist. Das Ganze lassen Sie ca. 60 Minuten köcheln.

- Dann nehmen Sie die Wolle heraus, drücken sie sorgfältig aus und legen sie in das Farbbad.
- Lassen Sie das Ganze wiederum ca. 60 Minuten köcheln und geben Sie kurz vor Beendigung den Essig dazu.
- Zum Schluß waschen Sie die Wolle mit Kernseife, um die überschüssige Farbe zu entfernen. Jetzt muß die Wolle nur noch aufgehängt und getrocknet werden.

Tip

Selbstgefärbte Wolle ist ein originelles Geschenk. Wickeln Sie einfach die Wolle zu einem Knäuel auf und knoten Sie während des Wickelvorgangs einzelne verpackte Bonbons zwischen den Wollfaden. Eine gelungene Überraschung!

Der mit Hilfe einer bestimmten Hefe aus Holunderbeeren gewonnene Farbstoff wird getrocknet und zu einem Pulver verarbeitet. Er kann zum Färben von sauren und schwach sauren Lebensmitteln verwendet werden, wie zum Beispiel zum Stempeln von Fleisch, und ist in manchen „Naturläden" erhältlich.

Kaltschalen, Suppen, Snacks und Nachspeisen

Wir leben nicht, um zu essen,
sondern wir essen, um zu leben!
(Sokrates)

Eigentlich könnte doch eine gesunde, vollwertige Ernährung eine Selbstverständlichkeit sein, wenn wir bedenken, mit welch geringem Einsatz und mit welch wohlschmeckenden Zutaten wir uns gesund halten können.

Leider hat sich diese einfache Erkenntnis noch zu wenig herumgesprochen. Viele ernähren sich ungesund, essen in Hetze und gönnen sich kaum Obst oder Gemüse.

Der Organismus bekommt durch eine unausgewogene Zusammenstellung des täglichen Speiseplans nicht genügend essentielle Vital- und Nährstoffe zugeführt und gerät aus dem Gleichgewicht.

Diese Tortur macht der Körper sicherlich eine Zeitlang mit, doch irgendwann ist Schluß! Unkonzentriertheit, Müdigkeit, ein ungutes Lebensgefühl oder in schlimmen Fällen Krankheit sind nicht selten der Preis, den die Betroffenen zahlen müssen. Ein sehr hoher Preis, finden Sie nicht auch?

Um seinem Körper das notwendige Rüstzeug zu geben, die unzähligen, täglich anfallenden Aufgaben mit Bravour zu bewältigen, sollten Sie ihm die richtige Ausrüstung zur Verfügung stellen. Und genau diese ist in der gesunden Ernährung reichlich enthalten.

Um den weitverbreiteten Irrtum gleich zu beseitigen: Sich vollwertig und gesund zu ernähren heißt nicht, völlig auf Wurst und Fleisch verzichten zu müssen. Es beinhaltet lediglich, etwas weniger der eben erwähnten Nahrungsmittel zu genießen und beim Kauf auf gute Qualität zu achten.

Tip

50% Ihrer Nahrung sollte aus Rohkost bestehen. Weißmehl (Type E 405) und alle damit zubereiteten Nahrungsmittel sollten durch vollwertiges Vollkornmehl ersetzt werden. Dies gilt auch für polierten Reis und soweit als möglich für raffinierten Zucker.

Holunderblütensuppe

Diese Suppe kann als Hauptmahlzeit oder als Snack zwischendurch genossen werden. Auch bei einem vollwertigen Menü sollte sie wegen ihres hohen gesundheitlichen Wertes auf keinen Fall fehlen.

Sie benötigen

- 6 Holunderblütendolden
- 1 l Frischmilch
- 1 EL Fruchtzucker aus dem Reformhaus
- 1 Prise Meersalz
- 4 Eigelb
- 3 Eiweiß
- 1/2 TL Zimtpulver

So wird's gemacht

- Holunderblütendolden schütteln, entstielen, gründlich waschen und abtropfen lassen.
- Erhitzen Sie die Frischmilch in einem Topf, geben Sie die Holunderblütendolden hinein, lassen Sie das Ganze ca. eine viertel Stunde ziehen und seihen Sie dann ab.
- Schmecken Sie die Flüssigkeit mit Zucker und Meersalz delikat ab, verquirlen Sie das Eigelb und rühren Sie es in die Frischmilch ein.
- Erhitzen Sie kurz und achten Sie darauf, daß die Frischmilch nicht kocht.
- Schlagen Sie das Eiweiß steif und stechen Sie daraus mit einem Teelöffel kleine Klöße.
- Geben Sie die Klöße in die Frischmilch und lassen Sie das Ganze abgedeckt ca. fünf Minuten ziehen.
- Die Suppe verteilen Sie auf Suppenteller und bestreuen sie mit Zimtpulver.

Holunderkaltschale

Diese köstliche Spezialität schmeckt an warmen Sommerabenden besonders gut.

Sie benötigen

- 1 l Frischmilch
- 1 frisch geerntete Holunderblütendolde
- 75 g Fruchtzucker aus dem Reformhaus
- 8 Scheiben Zwieback

So wird's gemacht

- Kochen Sie die Frischmilch ab.
- Schütteln Sie die Holunderblütendolde kräftig, waschen Sie sie und zupfen Sie die Blüten ab. Anschließend geben Sie sie in die noch heiße Frischmilch.
- Nachdem die Flüssigkeit erkaltet ist, wird sie durch ein Sieb gegossen und mit dem Zucker vermengt.
- Zerbröckeln Sie etwas Zwieback in einem Teller und geben Sie die Frischmilch darüber.

Holunderbeerensuppe

Im Winter, wenn die Natur sich ungemütlich kalt präsentiert, genießt man besonders gerne die wärmende Wirkung der

Holundersuppe. Denn nur in einem warmen Körper kann ein warmes Herz wohnen!

- 1/2 l stilles Mineralwasser (ohne Kohlensäure)
- 300 g Holunderbeeren
- 50 g Akazienblütenhonig
- Saft von einer ungespritzten Zitrone
- 2 EL süße Sahne
- 1 EL Pistazienstifte

Sie benötigen

■ Mineralwasser, Holunderbeeren, Akazienblütenhonig und Zitronensaft in einem Mixer pürieren.
■ Die Masse geben Sie in einen Topf und lassen kurz aufkochen.
■ Verteilen Sie die Suppe auf vorgewärmte Suppenteller, schlagen Sie Sahne steif und verteilen Sie sie zusammen mit den Pistazienstiften auf der Suppe (möglichst heiß servieren!).

So wird's gemacht

Wegen seiner schweißtreibenden Wirkstoffe empfiehlt sich der Genuß von Holundersuppe besonders bei Erkältungskrankheiten.

Tip

Holunderkücherl

Diese leckere Spezialität kennen viele von Ihnen sicher noch aus der Kinderzeit.

Sie schmeckt sehr gut als kleiner Snack zwischendurch, als Hauptspeise zusammen mit einem Kompott oder kann als Nachspeise mit Vanilleeis und geschlagener Sahne serviert werden.

- 8 frisch gepflückte Holunderblütendolden
- 250 g Vollkornmehl
- 1 Ei
- 1 TL Backpulver
- 1 EL Fruchtzucker aus dem Reformhaus
- 1/8 l Frischmilch
- 3 EL Rum oder Sherry
- 4 EL Sonnenblumenöl

Sie benötigen

– je 1 EL Zimt und Zucker
– etwas Fett zum Ausbacken

So wird's gemacht

■ Vollkornmehl, Ei, Backpulver, Zucker, Frischmilch und Rum zu einem Teig verrühren und abgedeckt eine Stunde ziehen lassen. Während dieser Zeit können Sie die Blütendolden vorsichtig und gründlich waschen, abtropfen und trocknen lassen.
■ Das Fett zum Ausbacken erhitzen Sie in einer großen Pfanne.
■ Dann tauchen Sie die Blütendolden einzeln kurz in den Teig und backen diese im Öl schwimmend appetitlich goldgelb aus.
■ Nehmen Sie sie an den Stielen aus der Pfanne und lassen Sie sie auf einem ausgebreiteten Küchenkrepp abtropfen.
■ Bestreuen Sie die Kücherl mit Zimt und Zucker und servieren Sie sie möglichst warm!

Tip

Sehr lecker schmeckt es auch, wenn man statt Frischmilch und Rum Weißwein verwendet.

Wein-Holunderkücherl

Diese edle Variante der Holunderkücherl bildet den krönenden Abschluß eines gelungenen gesunden Festmahles. Auch hier ist die Zubereitung wieder denkbar einfach und erfordert nicht viel Zeit!

Sie benötigen

– 11 frisch gepflückte Holunderblüten
– 2 Eigelb
– 100 g Vollkornmehl
– 1 Prise Meersalz
– 1/8 l trockener Weißwein
– Butterschmalz zum Ausbraten
– 1 Päckchen Vanillezucker

So wird's gemacht

■ Holunderblüten gut ausschütteln und gründlich abbrausen.
■ Die restlichen Zutaten verrühren Sie zu einem Teig und lassen Sie abgedeckt einige Stunden ziehen.

- Das Butterschmalz geben Sie in eine Pfanne, tauchen die Holunderblüten in den Teig und braten sie in dem Butterschmalz goldgelb aus.
- Vor dem Servieren werden die fertigen Holunderblüten noch mit Vanillezucker bestreut.

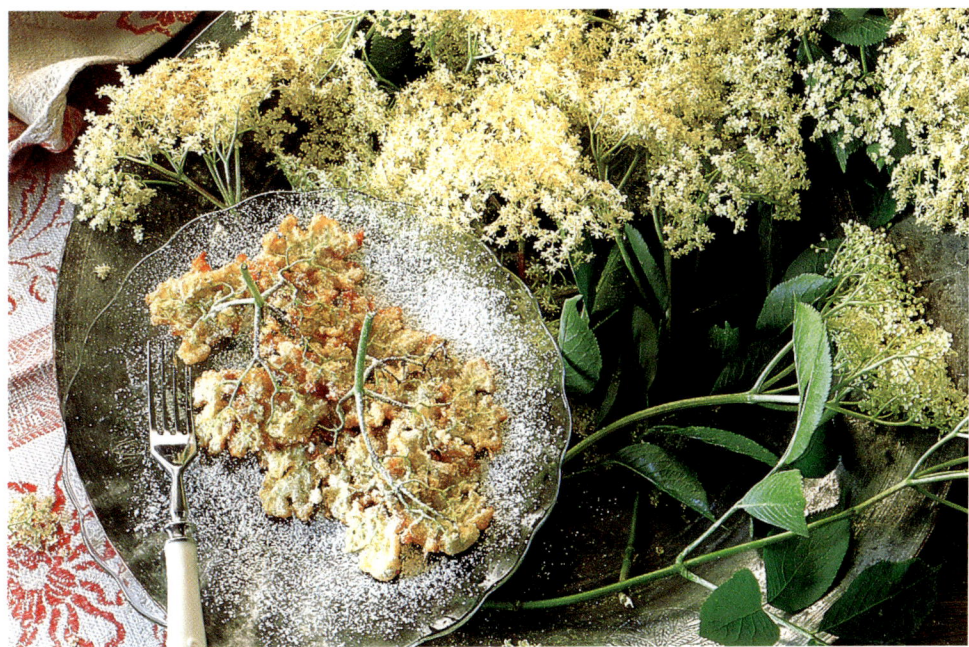

Bayerische Hollerkiachl

Im Volksglauben ist der Holunderbaum heilig. Auf ihm wohnen viele gute Geister, die Haus und Hof vor allem Bösen bewahren sollen. Besonders stark soll die Wirkung des Holunders am Johannistag, dem 24. Juni, sein.

Wer genau um zwölf Uhr mittags unter einem Holunderbaum Hollerküchlein ißt, bleibt das ganze Jahr über gesund. So sagt es jedenfalls der Volksmund! In etlichen ländlichen Gegenden Bayerns wird dieser schöne Brauch nach wie vor aufrechterhalten.

- 12 frisch geerntete Hollerblütendolden
- 200 g Vollkornmehl

Sie benötigen

- 1 Prise Meersalz
- 3 Eier
- 1/4 l dunkles Bier
- etwas Fett zum Ausbacken
- 2 EL Puderzucker

So wird's gemacht

- Von den frisch gepflückten Holunderblütendolden schneiden Sie die Stengel kurz hinter der Blüte ab.
- Dolden gut ausschütteln, verlesen und gründlich waschen.
- Stellen Sie aus Vollkornmehl, Meersalz, Eiern und Bier einen Teig her.
- Erhitzen Sie das Fett in einer großen Pfanne.
- Halten Sie die Holunderblütendolden an dem kurzen Stiel, tauchen Sie sie kurz in den Teig und backen Sie sie in dem heißen Fett goldbraun aus.
- Vor dem Servieren bestreuen Sie die Hollerkiachl mit Puderzucker (möglichst heiß essen!).

Tip

Der Holunder hat zweimal Saison: Im Sommer werden die Holunderblüten, im Herbst die reifen Holunderbeeren verwendet. Eine schmackhafte Abwechslung!

Holunder-Soufflé

Dieses Rezept beweist, daß der Holunder auch in die feine Küche Einzug gehalten hat und sich dort ohne weiteres sehen lassen kann!

Sie benötigen

- 4 Eier
- 150 g Fruchtzucker aus dem Reformhaus
- 1/2 l Holundersaft
- 3 EL schwarzer Johannisbeerlikör
- 1/4 l süße, steif geschlagene Sahne

So wird's gemacht

- In einer Schüssel die Eier mit dem Zucker verrühren, bis die Masse schaumig wird.
- Nun geben Sie die restlichen Zutaten dazu und stellen das Ganze über Nacht im Kühlschrank kalt.

Holundermix

Dieses kleine Gericht ist nicht nur sehr schmackhaft, sondern gerade an heißen Sommertagen sehr erfrischend.

- 300 g frisch gepflückte reife Holunderbeeren
- 2 säuerliche Äpfel
- 1 knackige süße Birne
- 150 g süße Kirschen
- 100 g Fruchtzucker aus dem Reformhaus
- 400 ml trockener Weißwein
- 50 g Stärkemehl
- 1 Zimtstange
- 2 EL feingeschnittene Mandelblättchen

Sie benötigen

- Holunderbeeren kräftig schütteln, entstielen und waschen, dann die Äpfel und die Birne schälen, halbieren, Kerngehäuse entfernen und kleinwürfeln.
- Die Kirschen gründlich waschen, halbieren und entkernen.
- Geben Sie den Zucker in einen Topf, lassen Sie ihn karamelisieren und löschen Sie mit dem Weißwein ab.
- Zum Schluß geben Sie alle Zutaten mit Ausnahme der Mandelblättchen in den Kochtopf und lassen das Ganze unter ständigem Umrühren kurz kochen.
- Vor dem Servieren können Sie den Holundermix dekorativ mit Mandelblättchen bestreuen.

So wird's gemacht

Holunderbeeren-Zwetschgen-Kompott

Dieses leckere Kompott rundet jedes Menü perfekt ab und ist ideal als Beilage zu Mehlspeisen.

- je 1 kg frisch geerntete reife Holunderbeeren und süße Zwetschgen
- 250 g Fruchtzucker aus dem Reformhaus
- Saft von zwei ungespritzten Zitronen

Sie benötigen

- Die Holunderbeeren gründlich waschen, putzen und entstielen.
- Die Zwetschgen sorgfältig waschen, halbieren und die Kerne entfernen.

So wird's gemacht

- Dann geben Sie alle Zutaten in einen Kochtopf und lassen sie ca. sieben Minuten kochen (Umrühren nicht vergessen, damit nichts anbrennen kann!).
- Falls das Kompott nicht zum sofortigen Verzehr bestimmt ist, wird es in sauber gespülte Gläser abgefüllt, gut verschlossen und ca. 25 Minuten bei 80°C eingekocht.

Tip

Dieses Kompott kann mit Häubchen aus süßer Sahne und dünn geschnittenen Mandelblättchen appetitlich verziert werden.

Holunderblüten-Kaltschale

Diese köstliche Erfrischung schmeckt besonders gut an heißen Sommertagen.

Sie benötigen

- 300 g frisch gepflückte Holunderblüten
- 1/4 l Frischmilch
- 100 g Akazienblütenhonig
- 3 Eigelb
- 1 TL gemahlener Ingwer

So wird's gemacht

- Die Holunderblüten sorgfältig schütteln, vorsichtig abbrausen und die Stiele entfernen.
- Geben Sie die Frischmilch in einen Topf und kochen Sie sie auf. Lassen Sie die Holunderblüten kurz darin ziehen, dann passieren Sie sie durch ein Sieb.
- Nun fügen Sie den Akazienblütenhonig hinzu und rühren das Eigelb zusammen mit dem gemahlenen Ingwer ein.
- Stellen Sie das Ganze eine Stunde im Kühlschrank kalt, bevor Sie servieren.

Holundermus

Holundermus kann sehr vielfältig verwendet werden, wie zum Beispiel als leckere Füllung von Pfannkuchen oder als Beimischung zum Frühstück. Es kann auch als Ersatz für frische Beeren dienen.

- 500 g säuerliche Äpfel
- 2 kg frisch geerntete Holunderbeeren
- 1,3 kg Fruchtzucker aus dem Reformhaus
- Saft von einer frisch gepreßten, ungespritzten Zitrone
- 1 TL gemahlener Ingwer

Sie benötigen

- Die Äpfel waschen, schälen, das Kerngehäuse entfernen und kleinwürfeln (Schalen und Kerngehäuse aufheben!).
- Die gewaschenen Holunderbeeren vermischen Sie mit den Äpfeln und dem Zucker in einer Schüssel und stellen sie abgedeckt über Nacht in den Kühlschrank.
- Die Apfelschalen, das Kerngehäuse und den Zitronensaft geben Sie zusammen mit etwas Wasser in einen Topf und lassen sie kurz weich dünsten. Dann passieren Sie sie durch ein Sieb und geben das Ganze zu den Holunderbeeren und Äpfeln.
- Stellen Sie die Masse erneut eine Nacht in den Kühlschrank.
- Dann lassen Sie die Fruchtmasse ca. 30 Minuten einkochen (ständiges Umrühren dabei nicht vergessen!).
- Schmecken Sie mit dem gemahlenen Ingwer ab und füllen Sie die Masse in Gläser, die Sie noch heiß luftdicht verschließen und anschließend kühl aufbewahren.

So wird's gemacht

Holunder-Birnen-Mus

Dieses köstliche Mus ist besonders in Süddeutschland eine oft verwendete Spezialität. Es wird gern als Nachspeise oder zu Eierpfannkuchen gereicht.

- 1,5 kg frisch geerntete, reife Holunderbeeren
- 400 g Fruchtzucker aus dem Reformhaus
- 1/4 l stilles Mineralwasser aus dem Reformhaus
- Schale von einer ungespritzten Zitrone
- 2 Zimtstangen

Sie benötigen

- Die Holunderbeeren gründlich waschen und abtrocknen lassen und mit Hilfe einer Gabel von den Stielen entfernen.
- Den Zucker geben Sie zusammen mit dem Mineralwasser in einen Kochtopf und lassen das Ganze ca. 15 Minuten köcheln.
- Während dessen die Birnen schälen, halbieren, die Kerngehäuse entfernen und die Früchte in kleine Würfel schneiden.

So wird's gemacht

- Zusammen mit dem Beerenmus, der Zitronenschale und den Zimtstangen geben Sie sie in das Zuckerwasser und lassen es ca. drei Minuten kochen.
- Zum Schluß füllen Sie das Mus in sauber gespülte Gläser, die Sie gut verschließen.
- Falls das Mus länger aufbewahrt werden soll, kochen Sie noch ca. 30 Minuten bei 80 °C ein.

Das schmeckt nicht nur zum Frühstück

Klassisches Holundergelee

Dies ist die einfachste Art, Holundergelee zuzubereiten.

Sie benötigen

- 1 l Holunderbeerensaft
- Saft einer ungespritzten Zitrone
- 0,75 kg Gelierzucker

So wird's gemacht

- Erhitzen Sie unter Rühren den Holunder- und Zitronensaft mit der Hälfte des Gelierzuckers.
- Sobald die Masse kocht, geben Sie den restlichen Zucker dazu und lassen das Ganze unter Rühren zwei Minuten kochen.
- Anschließend füllen Sie sofort das Gelee heiß ab und verschließen die Gläser sorgfältig.

Eine raffiniertere Variante des Holundergelees ist diese:

Sie benötigen

- 2 große Äpfel
- 3/4 l Holundersaft
- 0,75 kg Gelierzucker
- 5 Päckchen Vanillezucker
- Saft einer ungespritzten Zitrone
- 1 Prise Zimtpulver
- Gemahlene Nelken

So wird's gemacht

- Schälen und reiben Sie die Äpfel.
- Geben Sie sie zusammen mit allen anderen Zutaten in einen großen Topf und lassen das Ganze zwei Minuten kochen.
- Anschließend füllen Sie das Gelee in Gläser ab.

Holunderblüten-Gelee

Diesen Brotaufstrich sollten Sie sich nicht entgehen lassen!
Probieren Sie gleich das folgende Rezept aus.

- 9 frisch gepflückte Holunderblütendolden
- 1,5 l stilles Mineralwasser (ohne Kohlensäure)
- Saft einer ungespritzten Zitrone
- 1,5 kg Gelierzucker

Sie benötigen

- Holunderblütendolden entstielen, gründlich waschen und in das Mineralwasser geben.
- Lassen Sie sie ca. drei Tage abgedeckt ziehen, dann seihen Sie ab.
- Geben Sie nun den Zitronensaft und den Gelierzucker in die Flüssigkeit und lassen Sie das Ganze ca. fünf Minuten kochen.
- Füllen Sie das Gelee in sauber gespülte Gläser ab und verschließen Sie diese sorgfältig.

So wird's gemacht

Holunder-Quitten-Gelee

Dieses Gelee ist eine köstliche, sehr empfehlenswerte Brotaufstrichvariante. Probieren Sie es aus, dieses Gelee wird Ihnen bestimmt sehr gut schmecken!

- 1/2 l selbstgepreßter Quittensaft
- 1 l Holundersaft
- Schalen von zwei ungespritzten Zitronen
- 2 Zimtstangen
- 3 Nelken
- 1,5 kg Gelierzucker

Sie benötigen

- Geben Sie alle Zutaten in einen großen Kochtopf und lassen Sie sie ca. zwei Minuten kochen.
- Vor dem Abfüllen in sauber gespülte Gläser müssen Sie noch die Gewürze entfernen (Gläser gut verschließen!).

So wird's gemacht

Ein Schuß Rum oder Calvados ergibt wieder eine andere, auch sehr leckere Geschmacksrichtung.

Tip

Holunderfruchtmarmelade

Die Holunderfruchtmarmelade ist für alle Liebhaber von süßen Köstlichkeiten ein willkommenes Geschenk.

Sie benötigen

- 700 g frisch gepflückte Holunderbeeren
- 250 g Pflaumen
- 500 g Puderzucker
- 2 TL Weingeist

So wird's gemacht

■ Die Holunderbeeren entstielen und gründlich waschen, die Pflaumen waschen, entkernen und in Viertel schneiden.

■ Die Beeren und Pflaumen geben Sie in eine Schüssel und bestreuen Sie mit Puderzucker.

■ Dann stellen Sie sie über Nacht abgedeckt in den Kühlschrank.

■ Am anderen Morgen füllen Sie sie in einen Topf um und lassen sie ca. 30 Minuten einkochen.

■ Das Ganze füllen Sie in noch sehr heißem Zustand in saubere Gläser. Als Deckelverschluß empfiehlt sich Pergamentpapier, das man kurz in Weingeist eintaucht. Damit lassen sich die Gläser luftdicht verschließen.

Holundermarmelade mit Zimtgeschmack

Dieses weitere Rezept zur Zubereitung von Holundermarmelade läßt sich ganz leicht und ohne großen Zeitaufwand durchführen.

Sie benötigen

- Holunderbeeren
- 650 g Zucker und 1/2 TL Zimtpulver (pro kg Fruchtmark)

So wird's gemacht

■ Die Holunderbeeren gründlich waschen und entstielen, dann tun Sie sie zusammen mit etwas Wasser in einen Topf und lassen sie gar kochen, bevor Sie sie durch ein Sieb passieren.

■ Pro Kilogramm Holunderfruchtmark geben Sie 650 g Zucker mit etwas Wasser in einen Topf und lassen es so lange kochen, bis der Zucker große Blasen bildet. Nun führen Sie unter ständigem Rühren das Fruchtmark hinzu und lassen das Ganze ca. 30 Minuten einkochen.

■ Zum Schluß fügen Sie noch das Zimtpulver dazu.

■ Den Topfinhalt füllen Sie in saubere Gläser um, die Sie sofort luftdicht verschließen.

Holunder-Weißdorn-Marmelade

Ein leckerer Brotaufstrich zum Frühstück macht gute Laune für den ganzen Tag! Die Holunder-Weißdorn-Marmelade läßt sich auch als leckere Füllung von Eierpfannkuchen verwenden. Probieren Sie das folgende Rezept doch einfach aus!

Sie benötigen

- 500 g Weißdornmus oder 900 g Weißdornbeeren
- 500 g Holunderbeeren
- Saft einer ungespritzten Zitrone
- 1 kg Fruchtzucker aus dem Reformhaus
- 100 g Gelierzucker

So wird's gemacht

Das Weißdornmus kann fertig gekauft oder wie folgt hergestellt werden (für 500 g Weißdornmus benötigen Sie ungefähr 900 g Früchte):

- Weißdornbeeren gründlich verlesen, gut waschen und in einen Kochtopf geben.
- Dann füllen Sie mit Wasser auf, bis die Beeren bedeckt sind, und lassen sie ca. fünf Minuten weichkochen.
- Anschließend streichen Sie die Masse durch ein Sieb.

- Die frisch geernteten Holunderbeeren verlesen, entstielen und gründlich waschen.
- Geben Sie danach alle Zutaten, mit Ausnahme des Gelierzuckers, in einen Topf und lassen Sie das Ganze ca. zehn Minuten kochen.
- Zum Schluß fügen Sie noch den Gelierzucker hinzu und lassen kurz aufkochen.
- Füllen Sie die Marmelade möglichst heiß in sauber gespülte Gläser und verschließen Sie diese sorgfältig.

Tip

Wenn Sie Ihre selbstgemachten Marmeladen oder Gelees in ein dekoratives Glas füllen und mit einem handbemalten Aufkleber oder einer bunten Schleife versehen, haben Sie ein originelles Geschenk für eine Party!

Schmackhafte Zutaten zum gesunden Kochen

Holunderbeeren-Chutney

Ob zu Fondues oder Gegrilltem oder als Saucengrundlage – Chutneys sind eine appetitanregende und ausgezeichnet schmeckende Beilage.

Unter Chutney versteht man eine gewürzte, kalte Sauce aus Gemüse oder Obst. Wichtig ist, daß die einzelnen Zutaten noch zu erkennen sein müssen. Durch den beigefügten Essig sind sie lange haltbar: In einem verschlossenen Glas können sie mehrere Wochen im Kühlschrank aufbewahrt werden.

Die eigentliche Heimat der kalten Saucen ist Indien, aber auch aus einheimischen Früchten lassen sich ganz ausgezeichnete Chutneys herstellen, wovon Sie sich anhand des nächsten Rezeptes selbst überzeugen können!

Diese Köstlichkeit schmeckt ganz sicher nicht nur Chutney-Liebhabern. Es ist das passende Mitbringsel für eine Gartenparty, denn es schmeckt hervorragend zu gegrilltem Fleisch oder zum Fondue.

Sie benötigen

– 1 kg frisch geerntete Holunderbeeren
– 400 g Kandiszucker
– 1/2 l reiner Obstessig
– 1 kleines Stück Ingwer
– 12 bunte Pfefferkörner
– 6 Nelken
– 1 EL frisch geriebene Meerrettichwurzel
– 1 Zimtstange
– 1 Prise Muskatpulver

So wird's gemacht

■ Die Holunderbeeren gründlich waschen und entstielen.
■ Dann fügen Sie 300 g Zucker dazu, vermischen alles gut und verteilen das Ganze in Gläser.
■ Den Obstessig geben Sie zusammen mit dem restlichen Zucker und allen Gewürzen in einen Topf, lassen 10 Minuten köcheln und anschließend auskühlen.
■ Die Masse passieren Sie durch ein Sieb, danach gießen Sie die Flüssigkeit über die Beeren.

■ Die Gläser müssen luftdicht verschlossen sein und kühl gelagert werden. Das köstliche Holunderbeeren-Chutney können Sie im Kühlschrank drei bis vier Monate aufbewahren.

Pontack-Sauce

Diese äußerst raffiniert schmeckende, aus England stammende Sauce paßt ausgezeichnet zu allen Fleischgerichten, besonders gut aber zu Wildspeisen.

Sie benötigen

– 500 g frisch geerntete, reife Holunderbeeren
– 1/2 l hochwertiger Apfelessig
– 1 TL Meersalz
– 1 Prise Muskat
– 40 bunte Pfefferkörner
– 1 kleines Stück Ingwerwurzel
– 12 Gewürznelken
– 1 Zwiebel

So wird's gemacht

■ Die Holunderbeeren sorgfältig verlesen, waschen und entstielen.
■ Zusammen mit dem Essig geben Sie sie in einen Topf und lassen das Ganze abgedeckt über Nacht ziehen.
■ Am nächsten Morgen gießen Sie die Flüssigkeit ab und würzen sie mit Meersalz, Muskat, Pfefferkörnern, Ingwerwurzel und Gewürznelken.
■ Schälen Sie die Zwiebel, hacken Sie sie klein und geben Sie sie ebenfalls in die Flüssigkeit.
■ Anschließend lassen Sie die Sauce ca. 15 Minuten lang kochen.
■ Zum Schluß füllen Sie die Sauce in sauber gespülte Flaschen, die Sie gut verschließen, und lassen sie an einem kühlen, dunklen Ort ca. sieben Tage ziehen, bevor Sie sie verwenden.

Holunderblütenessig

In der Küche ist der Holunder nicht nur sehr vielseitig einsetzbar, er stellt auch dank seiner wertvollen Inhaltsstoffe eine unverzichtbare Zutat bei der Bereitung gesunder Speisen dar. Holunderblüten-Essig eignet sich ausgezeichnet zum Würzen von frischen Salaten. Die Herstellung ist denkbar einfach!

Sie benötigen	– 100 g frisch gepflückte Holunderblüten – 1/2 l hochwertiger Weißwein- oder Rotweinessig

So wird's gemacht

- Die Holunderblüten gut durchschütteln, entstielen und gründlich abbrausen.
- Dann geben Sie sie in den Weinessig und bewahren die Flasche gut verschlossen an einem dunklen, kühlen Ort auf.
- Nach ca. zwei Wochen ist der Essig gebrauchsfertig.
- In schöne Fläschchen gefüllt ist Holunderblütenessig ein nettes Geschenk für Freunde.

Tip

> Wenn Sie unter rheumatischen Beschwerden leiden, sollten Sie täglich auf nüchternen Magen zwei Eßlöffel Holunderblütenessig einnehmen!

Holunderöl

Ein schmackhafter frischer Salat wird aber nicht nur mit Essig, sondern auch mit Öl angemacht. Auch hier können Sie wieder auf den Holunder zurückgreifen und sich Ihr Salatöl selbst herstellen mit der Gewißheit, bei der Speisenzubereitung ein reines Naturprodukt zu verwenden.

Sie benötigen

– Reife frische Holunderbeeren (Menge je nach Bedarf)

So wird's gemacht

- Streifen Sie die Holunderbeeren mit einer Gabel von den Stielen ab, waschen Sie sie gründlich und lassen Sie sie abtropfen.
- Dann füllen Sie die Beeren in einen Kochtopf und lassen sie ca. zehn Minuten kochen (Umrühren nicht vergessen, damit nichts anbrennen kann!).
- Anschließend lassen Sie den Beerensaft durch ein sauberes Tuch in eine Schüssel laufen. Nach einigen Stunden setzt sich das Öl nach oben ab und kann mit einem Löffel vorsichtig abgeschöpft werden.
- Füllen Sie nun das Holunderöl in eine saubere, dunkle Glasflasche und bewahren Sie es gut verschlossen an einem dunklen, kühlen Ort auf.

Tip

Holunderöl kann auch zum Anbraten von Fleisch, Gemüse oder Fisch verwendet werden. Beachten Sie dabei aber, daß das Öl einen intensiven Eigengeschmack hat. Eine sparsame Verwendung ist daher empfehlenswert!

Holunder-Kapern

Wenn Sie zum Kochen gerne Kapern verwenden, sollten Sie unbedingt folgendes Rezept ausprobieren:

So wird's gemacht

- Sammeln Sie im Spätsommer unreife Holunderbeeren. Die Beeren werden von Stielen befreit, verlesen, gründlich gewaschen und über Nacht in Meersalzwasser eingelegt.
- Am anderen Morgen gießen Sie die Flüssigkeit durch ein Sieb und lassen die Beeren abtropfen.
- Nun geben Sie die Beeren zusammen mit Salzwasser und Ihren Lieblingsgewürzen, wie zum Beispiel Thymian, in einen Kochtopf und lassen das Ganze ca. fünf Minuten kochen.
- Dann gießen Sie das Salzwasser ab und füllen die Beeren in ein mit Weißweinessig gefülltes verschließbares Gefäß, das Sie an einem dunklen, kühlen Ort verschlossen aufbewahren!
- Jetzt haben Sie immer einen schmackhaften Kapernersatz zur Hand, der übrigens hervorragend in einer Sahne-Meerettich-Dill-Sauce zu Fischgerichten schmeckt.

Rezepte für erfrischende Getränke

Zuviel kann man wohl trinken,
doch nie trinkt man genug.
(Gotthold Ephraim Lessing)

Holundersekt

Sie lieben ausgefallene Getränke? Sie suchen ein wirklich besonderes Geschenk? Oder möchten Sie an Silvester mit Ihren Freunden mit einem selbstgemachten Sekt anstoßen? Dann probieren Sie doch einfach das folgende Rezept aus, bei dem natürlich der Holunder wieder die Hauptrolle spielt. Übrigens: Im deutschen Weingesetz ist extra erwähnt, daß Holunderbeeren zu den zulässigen Rohstoffen zählen, aus denen weinähnliche Getränke hergestellt werden dürfen.

Sie benötigen

– 10 frisch gepflückte Holunderblütendolden
– 3 ungespritzte Zitronen
– 1 Tasse reiner Obstessig
– 1,5 kg brauner Zucker
– 10 l stilles Mineralwasser (ohne Kohlensäure)
– 1 TL Reiskörner

So wird's gemacht

■ Die Holunderblütendolden sorgfältig schütteln, gründlich abbrausen und abtropfen lassen.

■ Die Zitronen schneiden Sie in dünne Scheiben und entfernen die Kerne.

■ Zusammen mit den Holunderblütendolden, dem Obstessig, dem Zucker und 10 l stillem Mineralwasser geben Sie sie in einen glasierten Topf und lassen das Ganze abgedeckt an einem warmen Ort ca. eine Woche stehen (ab und zu umrühren!).

■ Dann gießen Sie die Flüssigkeit durch ein Sieb oder seihen durch ein sauberes Tuch und passieren die Holunderblütendolden durch.

■ Füllen Sie dann das Getränk in möglichst dickwandige Glasflaschen ab, die dem Gärungsdruck standhalten.

■ Nun streuen Sie in jede Flasche einige Reiskörner, verschließen die Flaschen gut und lagern Sie ca. zwei Wochen an einem möglichst trockenen, dunklen, kühlen Ort.

■ Der leicht säuerlich schmeckende Sekt kann mit Mineralwasser verdünnt werden.

Dieses erfrischende Getränk, möglichst eisgekühlt, löscht an heißen Sommertagen sehr gut den Durst!

Tip

Am besten eignen sich leere Sektflaschen, die Sie jedoch vor der Wiederverwendung gründlich reinigen müssen! Die Flaschen werden mit einem Korken oder einem Eisenflaschenbügel, den es in Eisenwarengeschäften zu kaufen gibt, verschlossen.

Holunderblüten-Mischgetränk

Wie der Name schon verrät, handelt es sich bei diesem Getränk um ein Mischgetränk. Sie können anstelle von Weinbrand je nach Geschmack auch anderen Alkohol verwenden. Probieren Sie es aus und variieren Sie nach Lust und Laune!

- 4 frisch gepflückte Holunderblütendolden
- 1/2 l Frischmilch
- 1 EL brauner Zucker
- 1 Päckchen Vanillezucker
- 2 Eigelb
- 2 Schnapsgläser guter Weinbrand oder Cognac

Sie benötigen

- Holunderblütendolden sorgfältig schütteln, entstielen, vorsichtig abbrausen und abtropfen lassen.
- Bringen Sie die Frischmilch in einem Topf zum Kochen und gießen Sie sie über die Holunderblütendolden.
- Lassen Sie alles eine viertel Stunde ziehen, dann seihen Sie ab.
- Geben Sie nun Zucker, Vanillezucker und Eidotter in die erkaltete Frischmilch und rühren Sie es schaumig; danach mischen Sie den Weinbrand unter.
- Stellen Sie das Mischgetränk eine Stunde im Kühlschrank kalt, bevor Sie es servieren.

So wird's gemacht

Holunderblüten-Frischmilch

Dieses leckere, erfrischende Getränk ist sowohl bei Kindern als auch bei Erwachsenen äußerst beliebt. Die Zubereitung ist nicht nur denkbar einfach, auch die benötigten Zutaten sind sehr preiswert.

- 4 frisch geerntete Holunderblütendolden
- 1/2 l Frischmilch
- 1 Päckchen Vanillezucker

Sie benötigen

- Holunderblütendolden sorgfältig schütteln, entstielen, vorsichtig abbrausen und abtropfen lassen.
- Dann erhitzen Sie die Frischmilch in einem Kochtopf, geben Holunderblütendolden in die Flüssigkeit und lassen das Ganze ca. eine halbe Stunde ziehen.

So wird's gemacht

- Schmecken Sie mit Vanillezucker ab.
- Stellen Sie die Frischmilch eine Stunde im Kühlschrank kalt, bevor Sie sie servieren.

Holundersaft

Wenn Sie unter Schlafstörungen leiden, haben Sie mit dem Holundersaft ein probates Mittel gegen Ihre Beschwerden gefunden. Trinken Sie vor dem Einschlafen zwei Schnapsgläser voll Holundersaft, und das Sandmännchen wird auch wieder zu Ihnen kommen und Ihnen einen gesunden Schlaf bescheren!

Sie benötigen

– Frisch gepflückte, reife Holunderbeeren
– 250 g Zucker und 1/2 TL Zimtpulver (pro kg Beeren)

So wird's gemacht

- Die Holunderbeeren gründlich verlesen, entstielen, waschen, abtropfen lassen und durch ein Sieb passieren.
- Den so entstandenen Holundersaft geben Sie zusammen mit dem Zucker und Zimtpulver in einen Topf und lassen ihn ca. fünf Minuten kochen (ständiges Umrühren dabei nicht vergessen!).
- Die noch möglichst heiße Flüssigkeit füllen Sie in saubere Flaschen, die Sie gut verschließen.

Ob pur oder gemischt: Holundersaft schmeckt einfach prima.

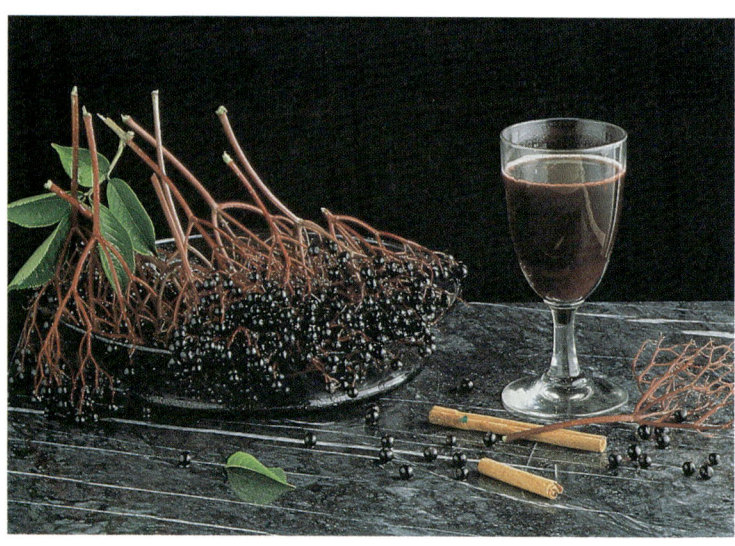

Dieser Saft kann pur oder mit Kräutertee verdünnt getrunken werden. Er wird beispielsweise für die Zubereitung von Holunderlikör benötigt.

Wegen seiner wertvollen Inhaltsstoffe wird er besonders gerne bei Erkältungen verwendet, außerdem ist er ein probates Mittel gegen Verdauungsbeschwerden.

Holunder-Beeren-Mischsaft

Wer den Geschmack von Beerenfrüchten liebt, sollte dieses Rezept gleich ausprobieren! Statt der Brombeeren können je nach persönlichem Geschmack und Jahreszeit auch andere Beeren verwendet werden.

Sie benötigen

- Je 1,5 kg Holunderbeeren und Brombeeren
- 1 l stilles Mineralwasser (ohne Kohlensäure)
- Brauner Zucker (die Menge richtet sich nach dem Geschmack)

So wird's gemacht

- Die frisch gepflückten Holunderbeeren verlesen, entstielen und gründlich waschen, die Brombeeren ebenfalls gründlich waschen. Dann geben Sie die Früchte in einen mit Mineralwasser gefüllten Topf und dünsten sie langsam weich.
- Der so entstandene Fruchtbrei wird durch ein Sieb passiert und ganz nach Geschmack gesüßt.
- Anschließend lassen Sie den Fruchtbrei ca. fünf Minuten aufkochen und füllen ihn in sauber gespülte Gefäße ab, die Sie gut verschließen!

Tip

Um Ihre körpereigenen Abwehrkräfte zu stärken, sollten Sie sich angewöhnen, jeden Tag ein Schnapsgläschen von diesem Saft zu genießen!

Holundersirup

Der Holundersirup ist sehr vielseitig verwendbar. Er kann zum Beispiel zu diversen Nachspeisen gereicht werden, dient als

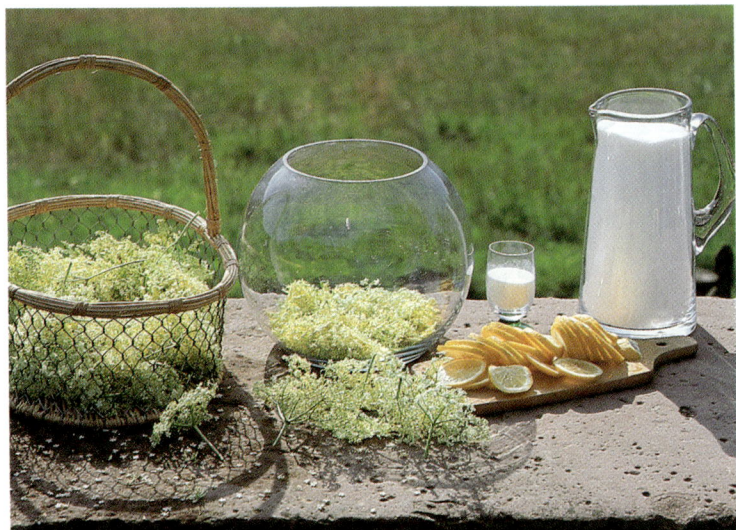

Anstelle der Zitronensäure können Sie auch frische Zitronen verwenden.

leckere Füllung für Eierpfannkuchen oder wird, mit Mineralwasser verdünnt, zu einem erfrischenden Getränk verarbeitet.

Sie benötigen
- 8 frisch geerntete Holunderblütendolden
- 1,5 l stilles Mineralwasser (ohne Kohlensäure)
- 2 kg Fruchtzucker aus dem Reformhaus
- 50 g Zitronensäure

So wird's gemacht
- Holunderblütendolden sorgfältig schütteln, abbrausen, dann entstielen und in das Mineralwasser geben.
- Lassen Sie das Ganze ca. drei Tage abgedeckt ziehen, bevor Sie abseihen.
- Lassen Sie das Mineralwasser mit Zucker aufkochen und fügen Sie die Zitronensäure dazu.
- Füllen Sie den Sirup möglichst heiß in sauber gespülte Flaschen, die Sie gut verschließen.

Wichtig

Die Zitronensäure dient nicht nur dazu, den Geschmack zu verfeinern, sondern sie erhöht auch die Haltbarkeit des Getränks.

Glossar

Acte: gr. Holunder.
adstringierend: zusammenziehend.
Aglykonen: Nicht-Zucker-Substanzen.
AMB: Arzneimittelbilder in der Homöopathie.
AMP: Arzeimittelprüfung in der Homöopathie.
Ampulle: Glasgefäß für Arzneimittel.
Anthocyan: chemische Bezeichnung für Farbstoff.
Aphis sambuci: Holunderblattlaus.
Äther: Duftstoffe des ätherischen Öles.
Calciferol: Vitamin D.
Caprifoliaceae: bot. Familie der Geißblattgewächse.
Carbonsäure: pflanzliche Säure.
Chutney: pikante kalte Sauce aus Indien.
Cortex sambuci: Holunderbaumrinde.
Darren: Trockenvorrichtung.
decem: lat. zehn.
Diabetes mellitus: Zuckerkrankheit.
Diureticum: harntreibendes Mittel.
EL: Eßlöffel.
Enzyme: biologisch wirksame Eiweißsubstanzen.
Epithelgewebe: Oberhaut.
Exidia auricula judae: Holunder-Schwamm.
Flores sambuci: Holunderblüten.
Folia sambuci: Holunderblätter.
Fungus auriculae Judae: Fruchtkörper des Holunder-Schwammes.
Fungus sambuci: Fruchtkörper des Holunder-Schwammes.
HAB: Homöopathisches Arzneibuch.
Holuntar: altdeutsches Wort für Holunder.
homoios: gr. ähnlich.
Kollagen: Eiweißstoffe, Hauptsubstanz für das Bindegewebe.
Laxans: Abführmittel.

Lentizellen: Rindenporen im Holunderstamm.
Melia azederach: Chinesischer Holunder.
Mulche: Bodenbedeckung aus natürlichen Materialien.
Neuralgien: Nervenschmerzen.
niger: lat. schwarz.
Nikotinsäure: Vitamin B_3.
Ödem: Wasseransammlung im Gewebe.
Osteoporose: Knochenschwund mit Erweiterung der Markräume.
Palmitin: gesättigte, höhere Fettsäure.
Papyrus: Mark des Zypergras, diente im Altertum zur Papierherstellung.
Parathormon: lebensnotwendiges Hormon der Epithelkörperchen.
pathes: gr. leidend, empfindend.
Phenylacetaldehyd: Hauptbestandteil des ätherischen Öles.
racemósa: traubig (wissenschaftliche Bezeichnung).
Rachitis: durch Vitamin-D-Mangel bedingte Krankheit.
Saccharose: Rohrzucker.
Sambuca Romana: italienischer Anislikör.
Sambucus: Gattungsname des Holunders.
Sambucus canadensis: Kanadischer Holunder.
Sambucus ebulus: Zwergholunder.
Sambucus nigra: Schwarzer Holunder (auch Bezeichnung eines homöopathischen Mittels).
Sambucus racemósa: Roter Holunder.
Sambucyanin: Farbstoff des Holunders.
Sambunigrin: Giftstoff des Holunders.
Skorbut: Vitamin-C-Mangelkrankheit.
Syringa vulgaris: Gemeiner Flieder.
Tannin: pflanzliche Gerbsäure.
Trigeminus-Neuralgie: Gesichtsnerven-Entzündung.
Viburnum opulus: Gemeiner Schneeball.

Sachregister

Asthma 70
ätherische Öle 47
Attich, siehe Zwerg-
    holunder
äußerliche Entzün-
    dungen 74

Blutreinigende Frühjahrs-
    kur 74
Brandwunden 84
Bronchialsekretstau 69

Carbonsäuren 49
Cellulite 73
Chinesischer Holun-
    der 16, 17

Darmkrämpfe 70
Diabetes mellitus 66

Entfettungsdiät 70
Entzündungen der oberen
    Luftwege 65
Erkältungskrankheiten 65
Erschöpfungszustände 69

Färben von Wolle 87, 88
Fußbad 86

Geißblattgewächse 11
Gelenk- und Muskel-
    rheumatismus 68
Gerbstoffe 56
Gesichtsdampfbad 86
Gesichtswasser 85
Glykoside 49
grippale Infekte 68

Heilpraktiker 45
Herz-Kreislauf-
    Beschwerden 69, 70
Hexenschuß 73

Holunder
– Anwendungen 64ff.
– Aufbereitungsarten 58ff.
– Beeren 26
– Blätter 25
– Blüten 24, 25
– Botanik 9ff.
– Geschichte 9ff.
– Inhaltsstoffe 46ff.
– Mythologie 28ff.
– Rinde 25, 26
– Sorten 19, 20
– Volksheilkunde 30ff.
– Vorkommen 20
– Wirkungsweisen 61ff.
– Wurzel 27
– Züchtungen 18
Holunder-Beeren-
    Mischsaft 109
Holunder-Birnen-Mus 97
Holunder-Kapern 105
Holunder-Quitten-Gelee
    99
Holunder-Soufflé 94
Holunder-Weißdorn-
    Marmelade 101
Holunderbeeren-
    Chutney 102
Holunderbeeren-Zwetsch-
    gen-Kompott 95
Holunderbeerensuppe 90
Holunderblüten-Frisch-
    milch 107
Holunderblüten-Gelee 99
Holunderblüten-
    Kaltschale 96
Holunderblüten-
    Mischgetränk 107
Holunderblütenessig 103
Holunderblütensuppe 89
Holunderfrucht-
    marmelade 100

Holundergelee 98
Holunderkaltschale 90
Holunderkücherl 91, 92, 93
Holundermix 95
Holunderöl 104
Holundersaft 26, 108
Holundersekt 105
Holundersirup 109
Homöopathie 40ff.
Homotoxikologie 41

Kaltschalen 88ff.
Kalzium 54, 55
Kanadischer Holunder 16
Kneipptherapie 43

Masern 71
Mückenschutz 86

Nachspeisen 88ff.
Naturheilkunde 38
– Therapeut 45
Neuralgien 73
Nierenstörungen 66

Ödeme 66, 68
Ohrenschmerzen 84

Phosphor 55, 56
Phytotherapie 38ff.
Pontack-Sauce 103

Roter Holunder 14, 15

Sambucyanin 49
Sambunigrin 48
Scharlach 71
Schwarzer Holunder 11ff.
Snacks 88ff.
Suppen 88ff.

Teemischungen 75ff.